SABINA ESPOSITO

MUSICOTERAPIA PARA EL DESARROLLO

40 actividades lúdico-musicales para la estimulación neuromotriz

*Dedicado a todos
los padres y las madres
que confían.
Gracias.*

ÍNDICE

JUSTIFICACIÓN

La Musicoterapia Corporal, o Neuromotriz como prefiero denominarla, es una metodología que he creado para favorecer el desarrollo integral de las personas, sobre todo de aquellas en las cuales este desarrollo está más afectado por alguna circunstancia.

Mi formación especifica junto al interés absoluto y único de mi mirada hacia un objetivo en cada paciente ha hecho surgir esta metodología. El objetivo ha sido, y es, intervenir con toda la eficacia posible sobre la plasticidad cerebral de cada persona a pesar de sus imposibilidades físicas de movimiento, porque sé que el movimiento es la base para el aprendizaje.

Otro objetivo principal ha sido mantener en todo momento un contexto lúdico, porque sé que el aprendizaje y la memoria de este no es posible en condición de estrés.

Pero la Musicoterapia Neuromotriz no es solo una serie de simples ejercicios sino que su elección y el uso de los instrumentos y materiales de una determinada forma está justificado por un test de reflejos que se le hace al paciente al comenzar la terapia, por las pruebas del esquema corporal y equilibrio, por los test kinesiológicos, por pruebas de discriminación auditivas y visuales...

Esto es posible porque toda mi formación académica y profesional ha sido orientada hacia un único medio en relación con el todo: el cuerpo.

Un libro no puede contener toda la esencia de esta amplia disciplina, así que he optado por mostrar la parte más visible, la más clara, la más expositiva del trabajo, dejando la teoría para los cursos formativos para los cuales este manual sirve de guía.

Me mueve la misma idea de cuando he empezado a resplandecer de entusiasmo por los logros que no imaginaba: «Esto puede ser útil a muchas personas en el mundo». No ya porque es especial sino porque es tan sencillo y fácil de emplear que cualquier profesional de la

10 educación terapeuta o psicomotricista puede servirse para lograr la atención participativa del paciente, aunque sea solo esto a veces

Durante estos años he conversado con algunos fisioterapeutas, neurólogos, osteópatas... y he encontrado resonancia a través de MUSICOTERAPIA CORPORAL.

Os expongo una pequeña descripción de lo que constituye la Musicoterapia Neuromotriz: la Musicoterapia y la estimulación neuromotriz.

«La Musicoterapia es la utilización de la música y/o de los elementos musicales (sonido, ritmo, melodía y armonía) por un Musicoterapeutacualificado con un paciente, o un grupo de pacientes, en un proceso para facilitar y promover la comunicación, la relación, el aprendizaje, la motricidad, la expresión, la organización y otros objetos terapéuticos relevantes con el fin de satisfacer las necesidades físicas, emocionales, mentales, sociales y cognitivas».

(Federación Mundial de Musicoterapia)

¿Qué es la intervención neuromotriz?

En los últimos años ha habido un gran desarrollo en la investigación del cerebro. Estos estudios corroboran la enorme plasticidad del cerebro y que puede ser moldeado y reestructurado, y que el aprendizaje puede cambiar las conexiones neurológicas.

El sistema nervioso está formado casi por 100 000 millones de neuronas o células nerviosas. Para permitir que la información pase de un extremo a otro del sistema nervioso central, las neuronas se unen entre sí formando sinapsis.

El tratamiento consiste en estimular el desarrollo de las capacidades requeridas por medio de ejercicios motrices y cognitivos, los cuales estimulan y desarrollan la comunicación entre los centros funcionales cerebrales. A su vez esto provoca la creación de nuevas conexiones neuronales.

Los problemas más comunes son la falta de conexión entre los dos hemisferios (cruce de la línea media), acceso al lenguaje, memo-

ria a corto plazo o de trabajo, nomenclatura y percepción auditiva
y visual.

Cuando una persona tiene un problema de cruce de la línea media, realizando ejercicios que exigen el uso coordinado de ambos lados del cuerpo, se refuerzan las conexiones existentes entre ambos hemisferios, o incluso genera nuevas conexiones, favoreciendo el uso coordinado de estos. Diversos problemas del niño, aparentemente no relacionados, desaparecen.

Ahora sí, solo puedo dar las gracias a todas las personas y profesionales que han confiado en mi labor y en mi persona.

¡Que podáis disfrutar viendo cómo vuestros niños (aunque tengan 80 años), vuestros pacientes especiales, se hacen cada vez más hábiles en algo!

¡Que podáis sonreír desde el corazón como yo sonrío!

Que podáis asistir a milagros delante de vuestros ojos y que sepáis en todo momento que solo es el proceso de la otra persona, que siempre somos testigos, ayudantes afortunados de tener tan valiosa misión en este momento.

Gracias a cada lector.

PRÓLOGO

La publicación de este libro ha sido posible gracias a la constancia, el impulso, la honestidad y la disciplina desarrollada por Sabina en estos años de trabajo, en los que ha sabido integrar su búsqueda, en su realización como persona y musicoterapeuta y las necesidades que ha ido percibiendo en su trabajo diario y profesional con esta población tan amplia de usuarios, como ella misma define, tan especial.

Con esas necesidades tan diferentes a las que hay que dar desde nuestra dedicación como terapeutas una respuesta idónea y especial.

La Musicoterapia es una disciplina terapéutica capaz de llegar muy lejos en el tratamiento del desarrollo neuromotriz y la rehabilitación con estos usuarios tan especiales. Esto es así gracias a la capacidad que tiene la música y sus elementos (ritmo, melodía, armonía y, en definitiva, todo lo sonoro no verbal) que facilitan la comunicación y la expresión emocional logrando la empatía y el vínculo terapéutico con los usuarios.

Una de las cosas fundamentales que cabe destacar en este proceso terapéutico es que se trabaja con ellos a partir de sus potencialidades y siempre de forma que llegue a la totalidad de su ser. No nos quedamos solo con el trabajo de un determinado movimiento a nivel físico sino que nos importa, y mucho, qué es lo que siente, piensa, dice (expresa), hace y cómo lo siente, piensa, dice (expresa), hace y para qué...

La auténtica realidad cuando somos capaces de escuchar, atender, acoger y esperar, es que se produce la respuesta, el cambio, de aquello que por no esperado es lo más esperado.

A veces es una sonrisa; otras, una mirada; otras, un sonido... y en definitiva, es el punto de partida, o el comienzo, de un camino que no tiene marcha atrás. Es la comunicación no verbal que nos permite atravesar barreras y límites sin temer a dónde vamos a llegar, ya que se logra que lo latente se manifieste sin miedos y en total libertad y seguridad.

Para que se produzca todo esto es obvio que es necesaria la total confianza y complicidad del usuario con el musicoterapeuta con lo cual debemos darnos cuenta también de la inmensa intuición y capacidad creativa del terapeuta así como de creer, confiar y amar lo que hace.

El cuidado especial de la sala donde se lleva a cabo la sesión, la elección de los objetos intermediarios de comunicación (instrumentos o materiales que se utilicen) hasta el mínimo detalle, como puede ser la vestimenta del terapeuta en las sesiones, todo ese cuidado es fundamental para que se produzca la empatía, en definitiva el vínculo terapéutico que facilitara el cambio y la comunicación.

He sentido la necesidad de exponer todo esto porque es el sustento y la esencia del trabajo sobre el que se ha podido concluir estos ejercicios, que por sí solos tal vez no lleguen a reflejar el inmenso trabajo, dedicación, paciencia y constancia que hay detrás.

Todos estos ejercicios permiten compartir, no solo el ejercicio meramente mecánico, sino la certeza que implementado por un musicoterapeuta cobra un sentido y una proyección diferente y de eso se trata de mostrar y compartir la experiencia realizada y dejar constancia de que hay algo más... tal vez constatar que hay una evolución cualitativa de los niños con los que se ha llevado a cabo pero también un cambio en la percepción y la comunicación de los padres en la relación con sus hijos.

Te animo, Sabina, a que sigas atreviéndote y siempre compartas y nos hagas partícipes de tus trabajos a pie de sesión. Esto es solo el comienzo, y ya sabes, no hay marcha atrás.

Desde el amor.
MARINA ROMERO

INTRODUCCIÓN

Creo profundamente que cada persona es única y el abordaje terapéutico y educativo hacia ella debería ser absolutamente holístico y adaptado, o mejor, creado específicamente para la persona con la cual intervenimos.

Y así han surgido las prácticas que deseo compartir con vosotros: desde la improvisación, desde la pura observación y la experimentación, pero sobre todo, desde la confianza que el otro, el niño, la persona, me iba a dar las instrucciones para seguir avanzando en su propio especial presente - proceso.

No obstante he averiguado que algunas prácticas con instrumentos musicales o, mejor aun, la aplicación de algunos principios de neurodesarrollo y gimnasia cerebral y otras disciplinas a la práctica de musicoterapia, sirven para muchas personas y para reforzar diferentes habilidades.

La práctica repetida y la constatación de su resultado me lleva a publicar unos ejercicios para que otras personas puedan utilizarlos en su rutina de trabajo.

He notado que unir la voz y el sonido de los instrumentos a movimientos que están pensados para el desarrollo neuronal, facilita el aprendizaje en modo global.

Esta exposición no pretende ser un ejemplo de intervención terapéutica, sino que representa una muestra cualitativa del trabajo que desarrollo en Musicoterapia Neuromotriz. No solo la sesión se compone de estos ejercicios ya que no existe aprendizaje si hay por ejemplo un bloqueo emocional. En una sesión de musicoterapia, por ejemplo trabajaría primero el bloqueo emocional con otras herramientas y, después, procedería a los ejercicios específicos para cada persona. Aun así pienso que estas prácticas son en sí mismas un buen recursos para los profesionales de la educación infantil y primaria y una base para otros terapeutas que deseen emplear los instrumentos musicales para reforzar la atención de las personas, niños.

Me parece interesante destacar que la descripción de estas prácticas solo constituye el 20 % del trabajo. Se podría afirmar que es el cuerpo físico sin el alma. Esta última reside en la magia de la relación que se crea momento tras momento y en la continua improvisación creadora que está siempre viva y a través de la cual han nacido estas prácticas también.

Los niños, con las capacidades propias de cada uno, aprenden de nosotros los terapeutas y los educadores a través de la imitación.

Y qué más podemos hacer nosotros que imitarles para sentir como ellos sienten, estar o moverse como ellos están y se mueven.

Hasta ahora se ha visto la respuesta al movimiento o a través del movimiento como una manera de compensar desequilibrios a varios niveles: sensoriales, emocionales, vestibulares, de sistema nervioso...

En realidad, si consideramos el movimiento como lo que es entonces podemos verlo como la más primordial forma de acercamiento al medio, de relación con lo que está fuera y sobre todo la emoción que lleva el movimiento consigo: el afán de tomar algo para uno mismo, de dejar lo que no nos gusta, de huir de lo que tememos.

Podemos ver que el movimiento, más allá de estar relacionado con nuestro desarrollo neuronal y de consecuencia muscular y sensorial, tiene en su base una motivación primaria relacional que se mantiene «activa» toda la vida.

Estas prácticas no son deberes que he hecho en casa, sino que la relación terapéutica me las ha dado, como un regalo que ha venido a mí. Así os lo transmito.

Son muy sencillos, pero como dice Jorge Ramón Gomariz, una persona que aprecio mucho en este momento de mi vida: «Cuando la conciencia está desplegada, un pequeño estímulo puede producir una gran resonancia».

Que no critiquéis el trabajo de nadie, excepto el vuestro propio. Y sí, ¡desplegad vuestra conciencia, trabajad para que también se despliegue la de las personas con las que tenéis oportunidad de vivenciar vuestro aprendizaje!

¡Que el amor os llegue siempre allá donde estéis!

TESTIMONIO

«Soy Isabel, mamá de Diego. Un precioso niño de 5 años al que le provocaron una PBO (parálisis braquial obstétrica) en su brazo derecho al nacer. Desde entonces no hemos parado de luchar por su recuperación para conseguir un brazo lo más funcional posible y que se notara lo menos posible a los ojos de los demás. Para alcanzar lo primero lo operamos y sometimos a sesiones y sesiones de rehabilitación. Y ilo conseguimos! Hoy por hoy tiene un brazo al 100 % funcional. El problema lo teníamos en conseguir el segundo objetivo: que coordinara su brazo con el otro al andar, al correr... Y no sabíamos cómo conseguirlo, ya que el propio especialista nos dijo que era prácticamente imposible. Y entonces el destino hizo que encontráramos a Sabina. Con ella y sus métodos lo hemos conseguido.

Mi hijo ha integrado reflejos primarios que por su lesión no tenía, coordina ya perfectamente los dos brazos y tiene equilibrio.

Gracias Sabina».

40 ACTIVIDADES DE ESTIMULACIÓN NEUROMOTRIZ

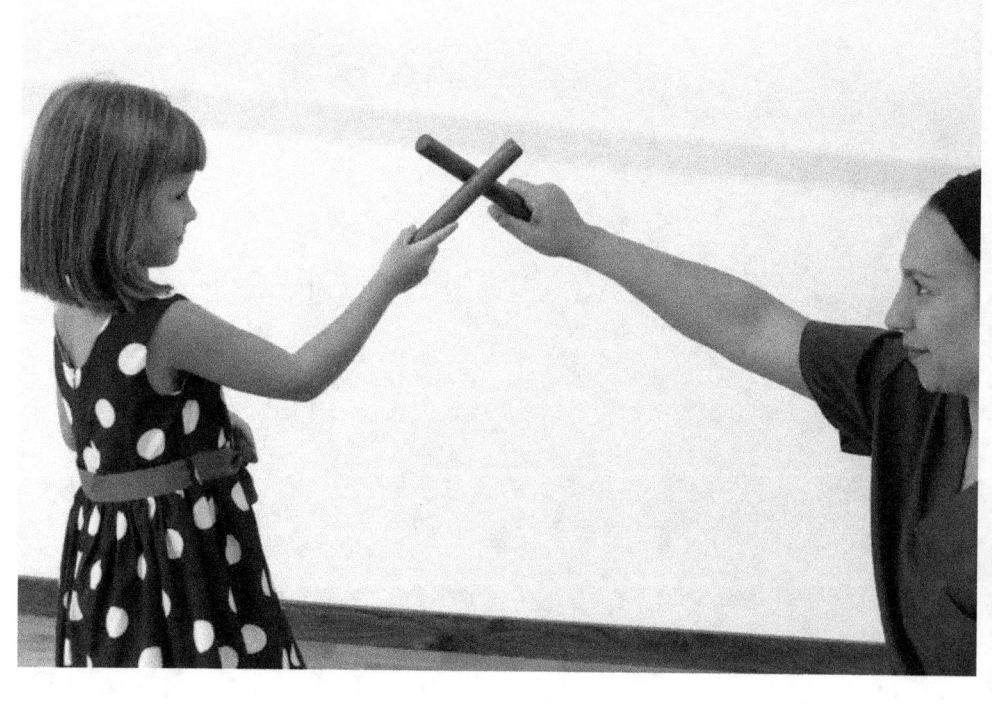

ESPADACHÍN

Material: Dos claves y un pañuelo grande para proteger la mano del terapeuta.

Personas: Pareja terapéutica.

Música: Se utiliza una canción con tiempos repetidos para que se choque al ritmo de la canción.

Las dos claves vienen cogidas en la mano derecha de cada uno de los integrantes de la pareja, que están sentados en el suelo (o en una silla que permita el apoyo de los pies en el suelo) uno frente al otro de modo que las manos y las claves queden enfrentadas lateralmente. Se hacen chocar como si fueran espadas, pero el punto de choque no es en el centro exacto, sino unos centímetros más hacia el lado correspondiente del choque respecto al terapeuta. De modo que el niño cruce constantemente a cada choque su línea media corporal. Se puede usar un pañuelo para proteger la mano del Musicoterapeuta de los posibles golpes del niño al usar los instrumentos como espadas.

Variación 1:

Se cambia a la otra mano, la izquierda.

Variación 2:

El niño con las dos claves cruza a un lado y al otro.

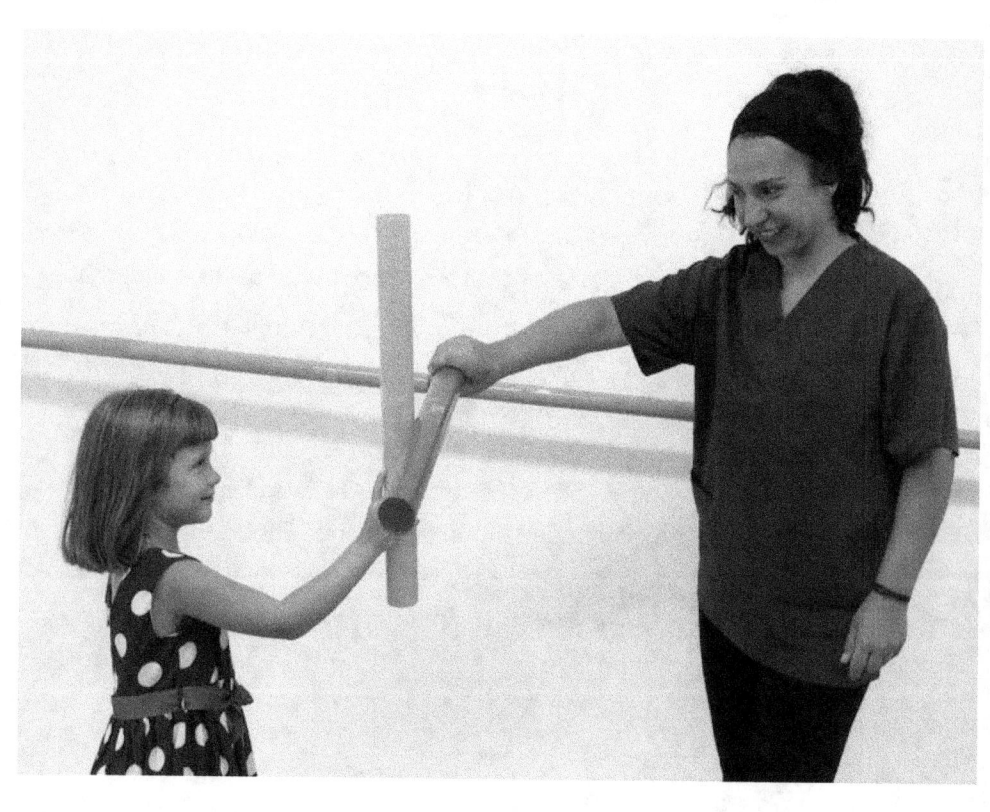

ESPADACHÍN
CON TUBOS DE COLORES

....

(Ver Espadachín)

Material: dos tubos resonadores de varios colores.

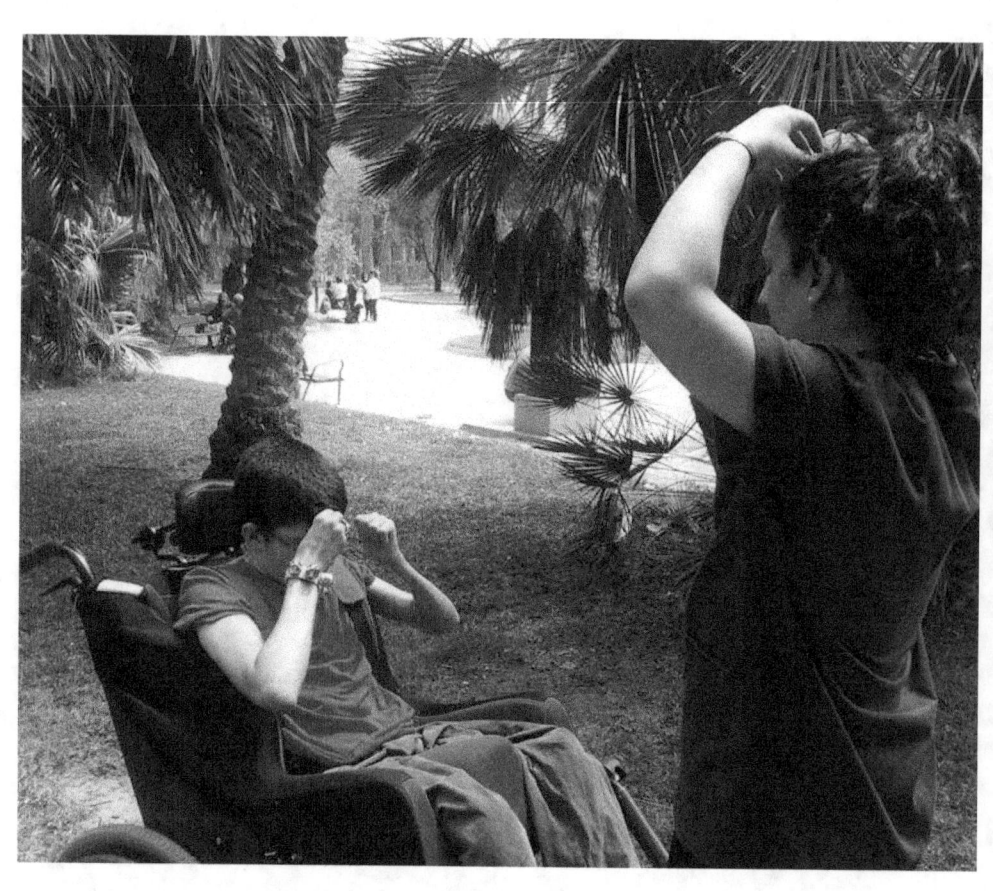

CANCIÓN DE BIENVENIDA

Material: Ninguno (lenguaje bimodal adaptado).

Personas: Pareja terapéutica o grupo.

Música: Canción de bienvenida inventada.

La canción está acompañada con el movimiento simultáneo de los brazos que representan a través el lenguaje de los signos lo que se está comunicando.

El objetivo es trabajar la memoria corporal y verbal a la vez. Se suele utilizar mucho este tipo de aprendizaje en las escuelas infantiles para desarrollar el esquema corporal. En una de las canciones suelo utilizar los signos del lenguaje bimodal con este objetivo, pero cada uno puede utilizar los más funcionales o a su gusto.

Suelo trabajar moviendo las dos manos a la vez.

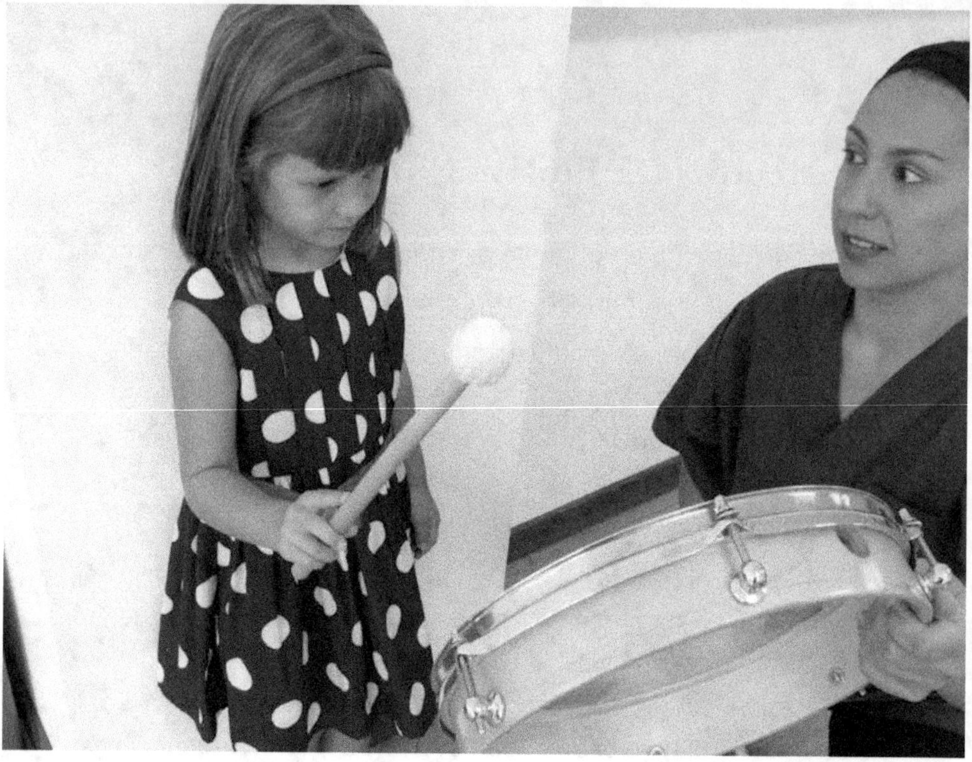

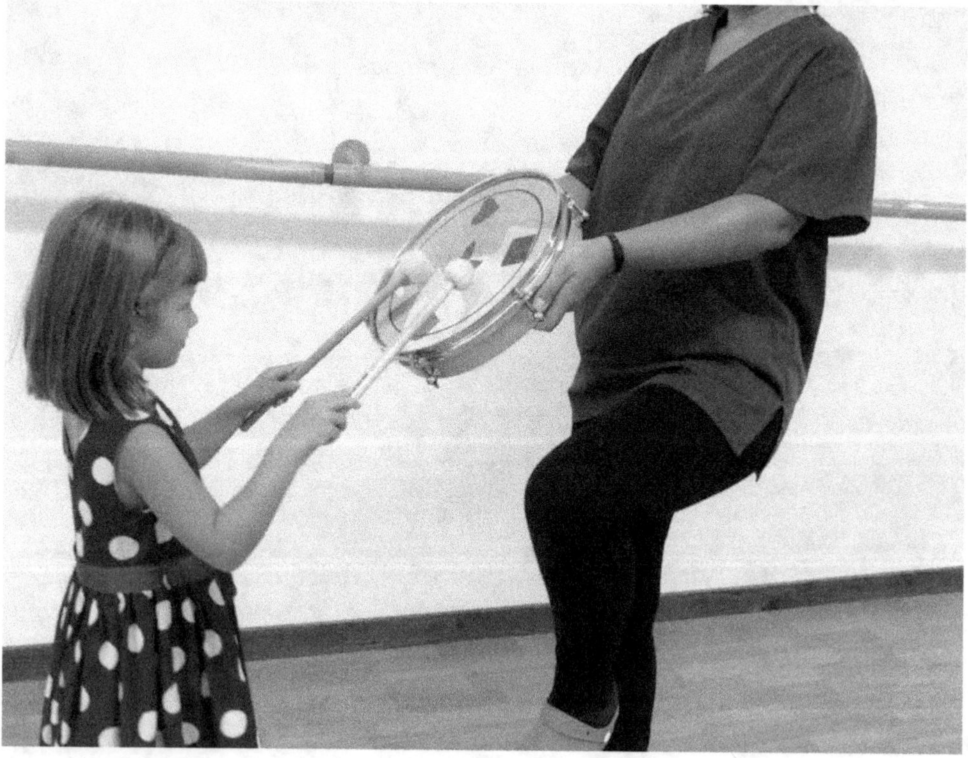

MARCHA CON PANDERO

Material: Pandero, una maza o baqueta, cascabeles.

Personas: Pareja terapéutica o grupo.

Música: Ritmos varios producidos con el pandero por la terapeuta.

El movimiento de las piernas va al compás del ritmo producido por el tambor. Se puede usar una canción rítmica para ayudar a anticipar el ritmo a seguir y crear confianza estimulando el interés por seguir. Se les puede dar consignas como «levanta las rodillas hasta el techo o el cielo» y mostrar el ejercicio enfatizando el movimiento de las piernas. Es útil usar unos calcetines o zapatillas de un color que llame la atención, pero a veces puede resultar menos útil en algunos niños (niños con Autismo por ejemplo).

Se puede marcar el movimiento de los pies con unas tobilleras de cascabeles (esto les proporciona mucha satisfacción). Algunos niños pueden ser hipersensibles táctiles, así que rechazan las tobilleras por este motivo y no hay que darle importancia. Realmente sí desean oír el sonido de los cascabeles, pero no pueden soportar el contacto. En estos casos lo he resuelto desarrollando el ejercicio con zapatillas y atando a las zapatillas las tobilleras.

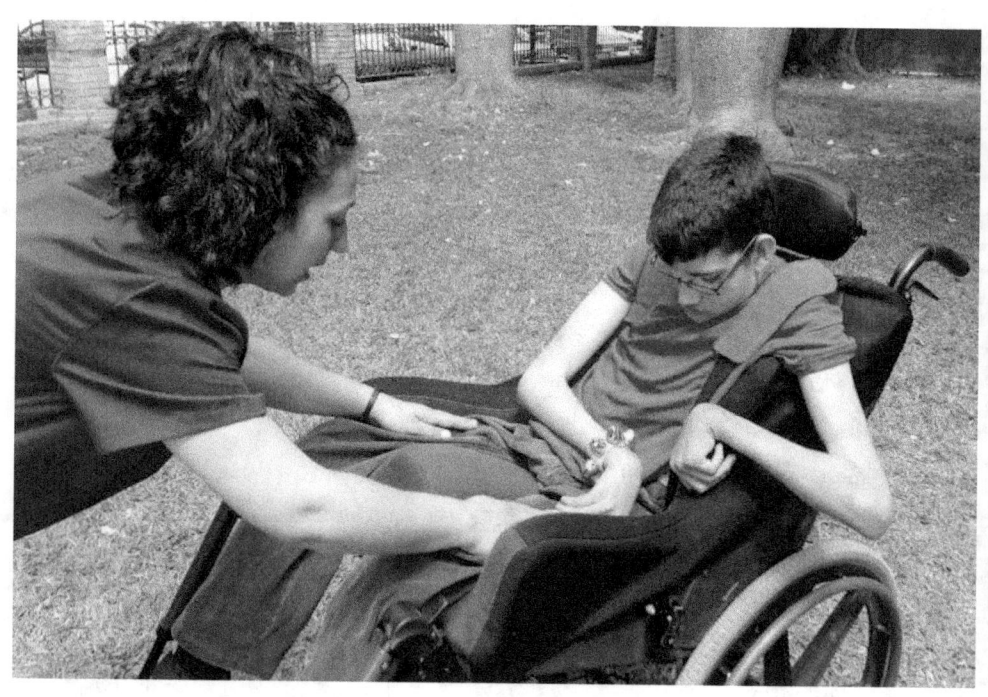

Variación de la Marcha con Pandero para los más pequeños

Debido al normal desarrollo motriz de los niños, generalmente el equilibrio se encuentra precario hasta el año y medio, o en el caso de que esté afectado por alguna otra causa, suelo adaptar el ejercicio manteniendo la posición erguida, con los pies abiertos a la altura del ancho de las caderas y en estática.

Si aun así presentan dificultad en hacer el ejercicio, propongo un asiento sin respaldo, y si están seguros en esta posición entonces el segundo paso es que estén apoyados con la espalda en la pared hasta que puedan estar de pie sin apoyos.

También suelo empezar con una sola baqueta. Las dos manos agarran una sola baqueta sin movimiento del cuerpo, después se ensayará con dos baquetas, cada una en una mano desde la posición estática y solo después se desplazaran a ritmo del pandero.

A veces, cuando el movimiento de las piernas no es posible por alguna razón, yo misma me muevo por ellos estando en frente y hago que sea el niño quien toque el pandero. Trabajamos entonces varios ritmos para que pueda asociar la producción sonora emitida por el niño a través del pandero con el movimiento de mis piernas.

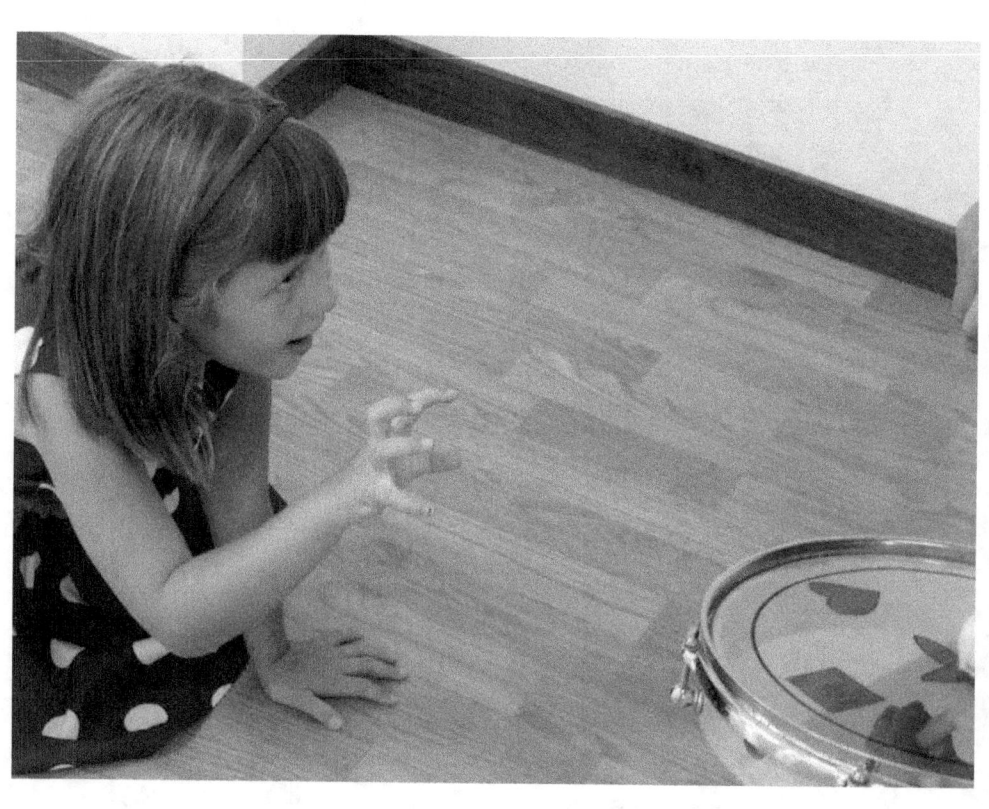

JUEGOS DE LOS ANIMALES CON MÚSICO

Material: Un pandero y una maza.

Personas: Musicoterapeuta y niño o niños.

Música: Producida a través del pandero y sonidos de los animales.

La actividad se estructura de forma que se crean turnos en los que uno es el director de orquesta del bosque y el otro, o los otros, hacen de animales.

El director de orquesta está sentado y toca el pandero. El otro, o los otros, se mueven al ritmo que marca el director de orquesta y con el movimiento imitando el gesto propio de cada animal, acompañándolo por el sonido onomatopéyico característico del mismo.

El terapeuta o educador formula la pregunta cada vez: «¿Qué animalito hay en el bosque?». Y, por orden, quien va a hacer de director de orquesta, elige también el animal que se va a imitar.

Cuando se interrumpe el sonido del pandero también se interrumpe el movimiento.

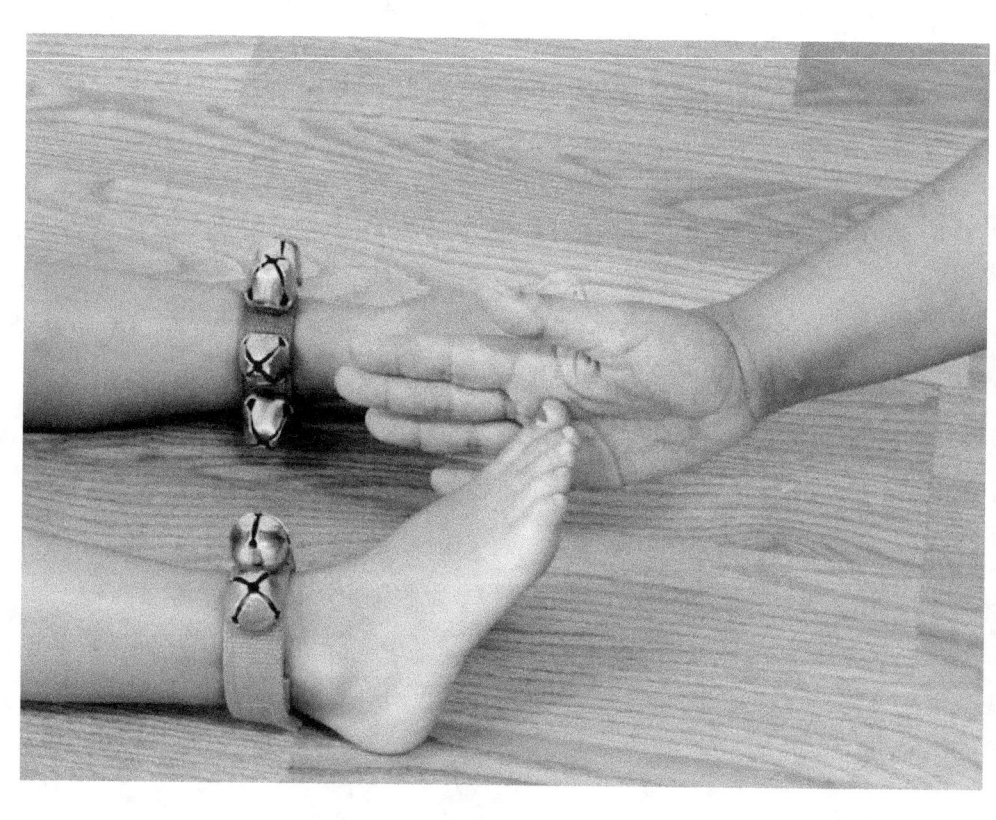

LIMPIAPARABRISAS CON CASCABELES

Material: dos pulseras o tobilleras de cascabeles.

Personas: Musicoterapeuta y niño.

Música: Voz del terapeuta y sonido de los cascabeles.

Este ejercicio está planteado desde la Terapia de Movimiento Rítmico[1] y lo he aprendido gracias a la enseñanza de Eva M.ª Rodríguez[2] y Harold Bloomberg, que han sido mis formadores.

Lo he adaptado a mi rutina de trabajo según las necesidades de cada niño en un programa más amplio de ejercicios, apoyado por los padres cotidianamente desde casa.

El niño tiene que cerrar y abrir los pies de forma que se choquen los dedos gordos en el centro. Es más fácil cuando el objetivo es tocar la mano del terapeuta. También se puede desarrollar el ejercicio de forma pasiva siendo el adulto quien haga rodar las piernas del niño desde los tobillos para lograr acercar y alejar los dedos gordos de sus pies.

1 Para más información: *Dr. Harald Blomberg, Terapia de Movimiento Rítmico, Movimientos que curan*, Copyright © 2011 by Dr. Harald Blomberg.

2 http://www.reflejosprimitivos.es ,http://www.eva-rodriguez.es/ España y http://www.haraldblomberg.com/Spansk/

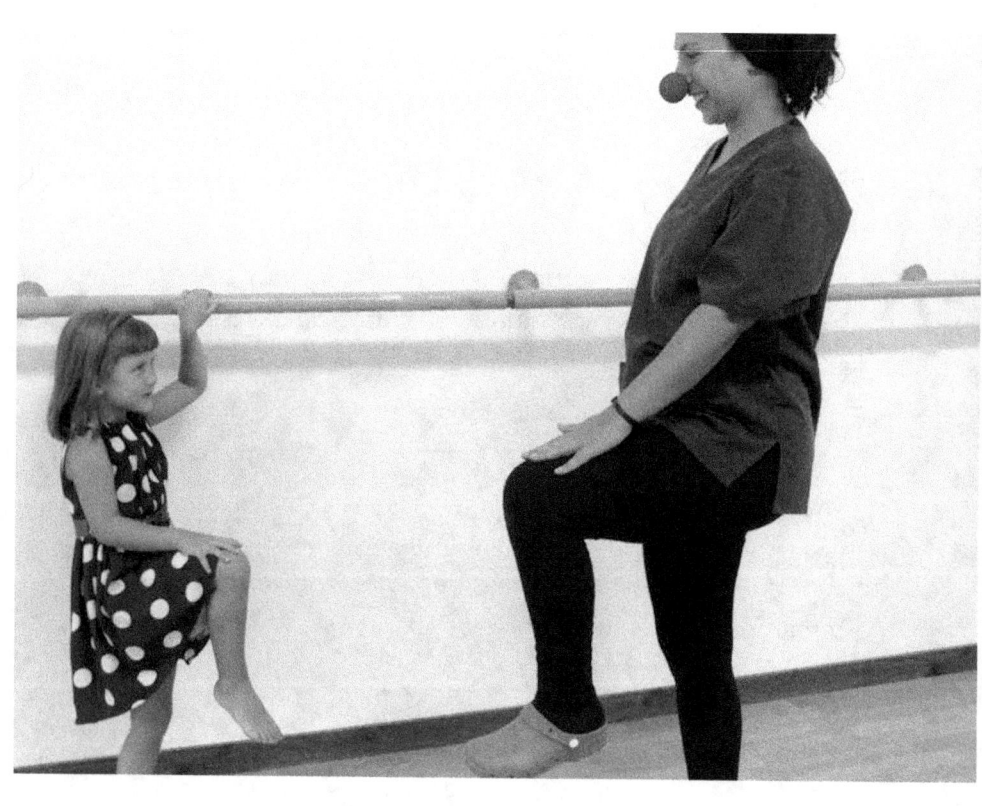

EL PAYASO PO-PO
Y LA MARIPOSA LA-LA

....

Material: Una nariz de goma de payaso y una máscara de goma de mariposa.

Personas: Musicoterapeuta y niño o grupo.

Música: Producida por la Musicoterapeuta.

....

Introduzco la figura del payaso de forma suave asegurándome antes de que no haya nadie en el grupo que tenga miedo a los payasos o a las máscaras en general. Es preferible preguntar antes a los padres o tutores, porque cuando se usa un material específico: globos, pelotas fisiológicas, etc, y este material va asociado a una experiencia previa traumática, como puede ser una explosión de un globo o una caída desde una pelota fisiológica, esto va a influir en la sesión. Así, además de tenerlo en consideración, podemos trasformar la vivencia si atendemos personalmente al niño y le ofrecemos una vivencia placentera y respetuosa, a través del mismo material, poco a poco.

Descripción: La mano derecha se apoya encima de la rodilla derecha mientras esta hace un movimiento de flexión que empuja la rodilla hacía arriba. Después, la mano derecha se apoya sobre la rodilla derecha, mientras esta se flexiona hacía arriba. Después la mano izquierda toca la rodilla izquierda mientras esta se flexiona llevando la pierna hacia arriba. Junto al movimiento la Musicoterapeuta canta «Po», a cada movimiento y crea un ritmo que los niños tienen que imitar.

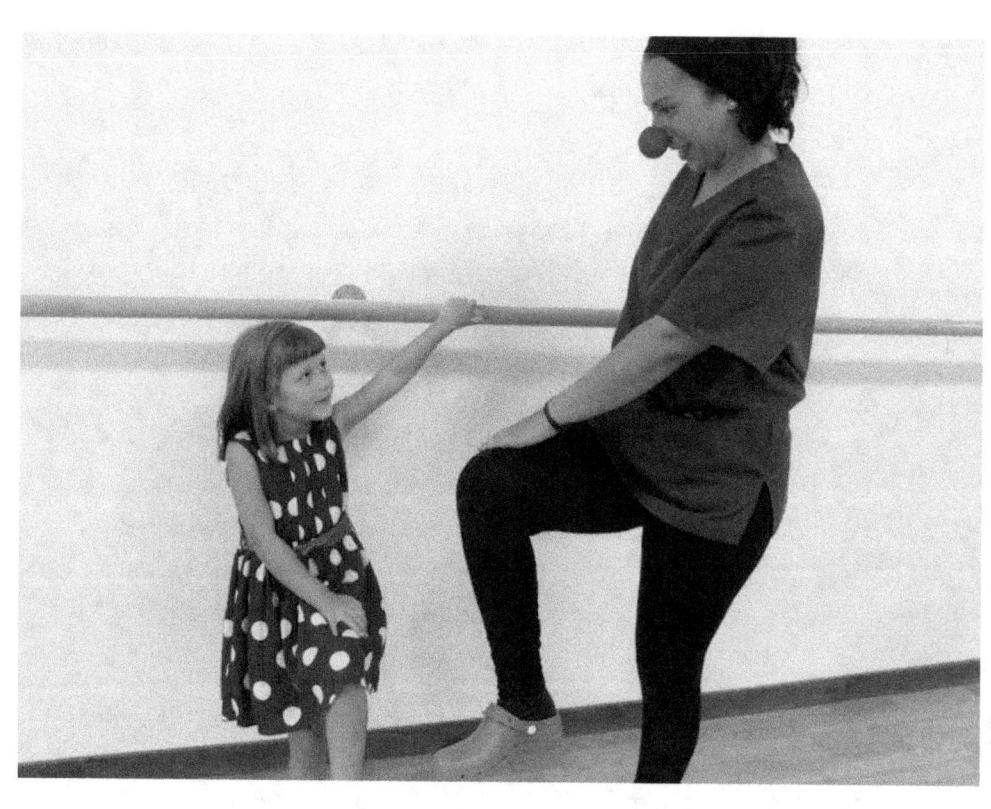

Variación: «Po-Po Cruce»

Esta vez la mano derecha se apoya sobre la rodilla izquierda mientras esta se flexiona y manda la pierna hacia arriba. Después el otro lado: mano izquierda, pierna derecha. Al introducir el payaso el terapeuta cuenta una historia en la cual el payaso llega desde un determinado lugar y está muy cansado. Por este motivo caminará despacio... después hará alguna acción que le da fuerza y entonces el ritmo será más acelerado y otra vez volverá a cansarse. La marcha cruzada es un patrón que comparten muchas disciplinas que trabajas el desarrollo cerebral. Entre estas Brain Gym.[3]

---

3 http://www.braingymmadrid.org, http://www.braingym.org/faq

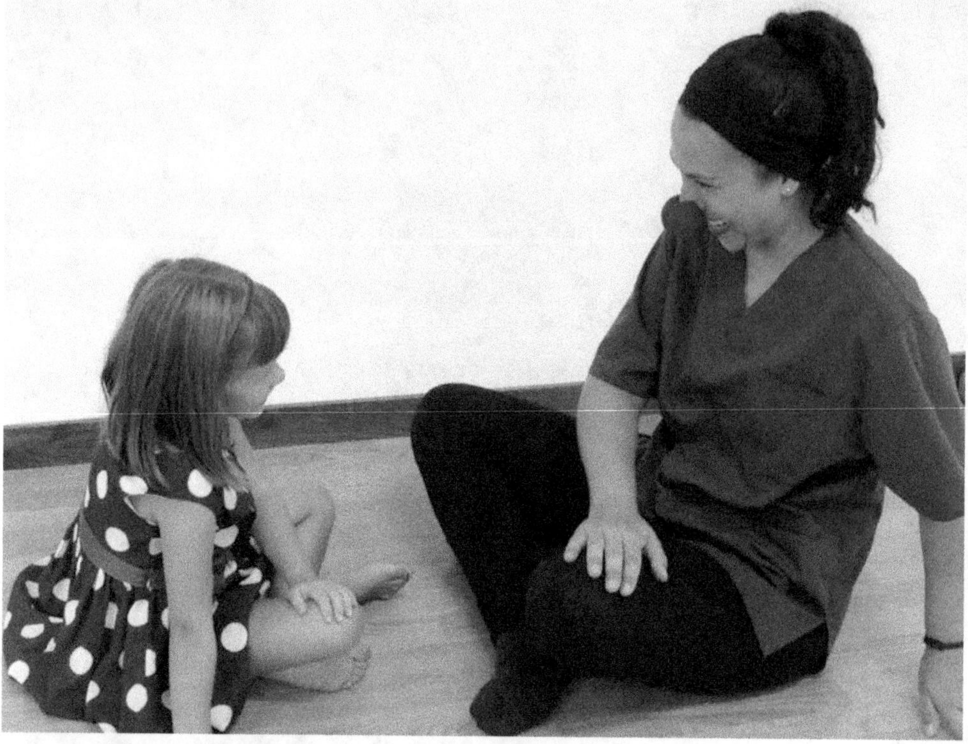

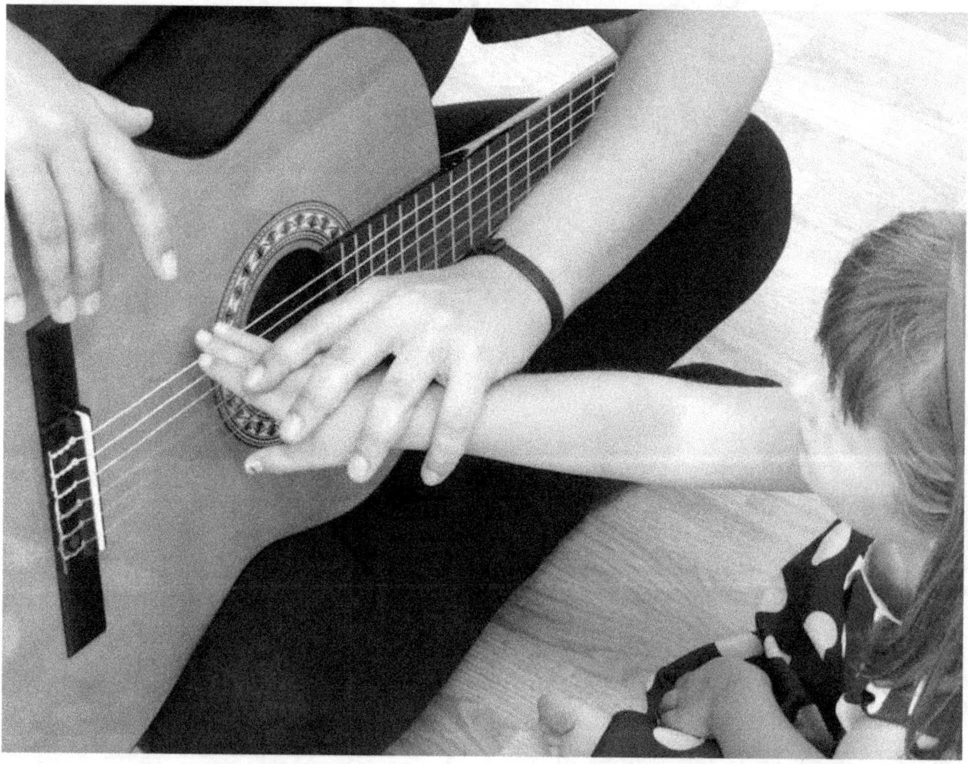

Variación: el payaso Po-Po en pasivo

Cuando no es posible llevar a cabo el ejercicio de pie por varios motivos, resulta muy motivador desarrollarlo sentado y que el niño mueva solo los brazos, llegando a tocar las rodillas o los cuadriceps.

Esta variación sirve para el ejercicio en línea y cruzado.

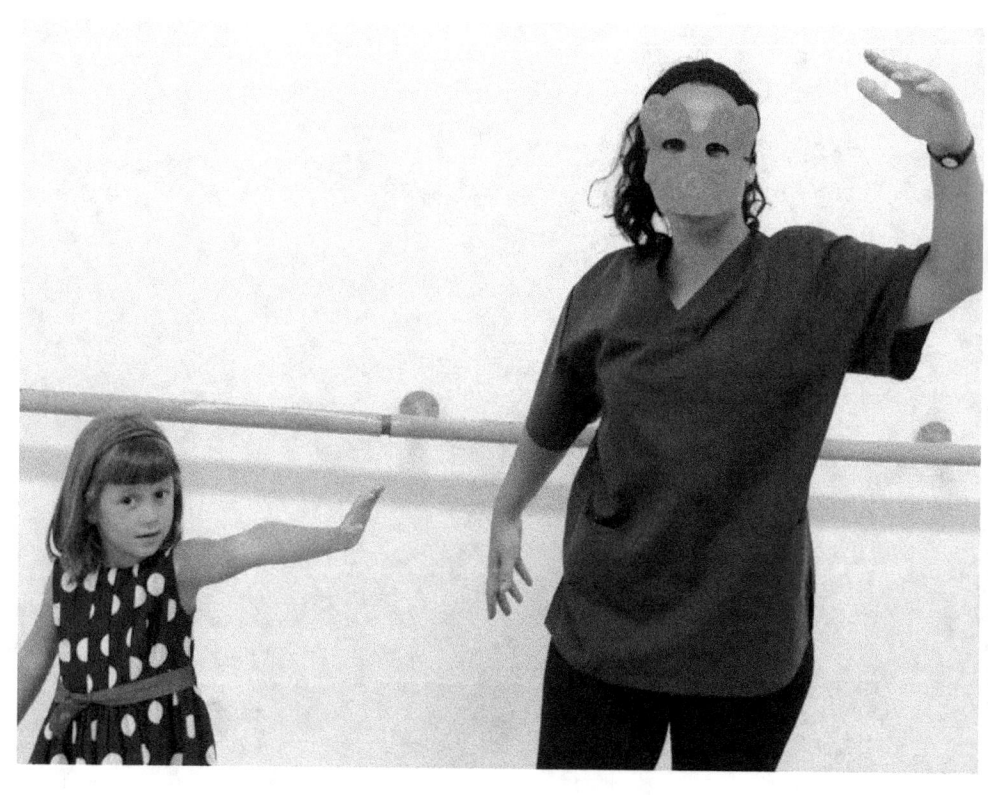

LA MARIPOSA LA- LA

Para introducir la mariposa La-La planteo una conversación entre el payaso Po-Po, que está caminando, y la Mariposa, que le pregunta: «Payaso Po-Po, ¿por qué vas tan rápido? (o tan cansado)».

Y el Payaso Po-Po le contesta con su forma de caminar.

El movimiento de la Mariposa La-La es de aleteo de los brazos en cruz, que suben y bajan girando sobre si mismo y pronunciando las sílabas: la-la-la-la, la-la...

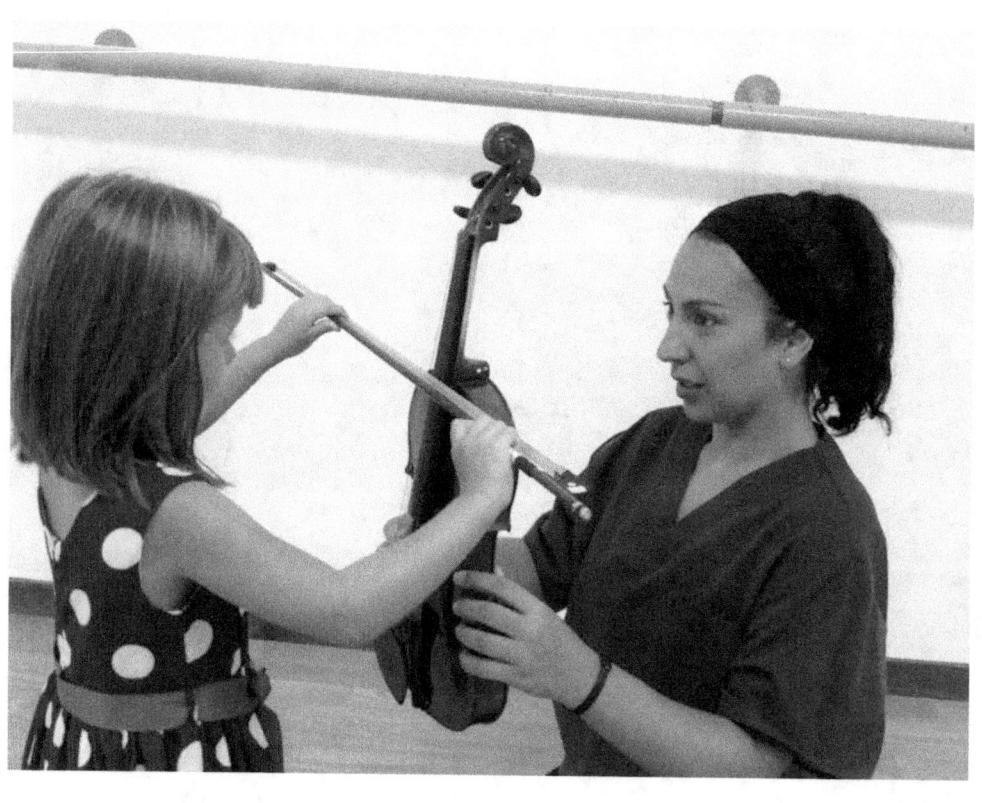

TODOS TOCAMOS EL VIOLÍN

Materiales: Violín, arco.

Personas: Musicoterapeuta y niño.

Música: Producida por el instrumento.

La Musicoterapeuta sostiene el violín a la altura del tórax del niño y justo en la línea media de su cuerpo. Se invita al niño a coger el arco del violín por las dos extremidades con la abertura un poco más grande que el ancho de sus hombros.

Una mano coge una extremidad del arco y la otra la del lado opuesto. (He creado varias adaptaciones para diferentes capacidades con cintas, goma espuma y plastelina).

Se invita al niño a mover el arco de lado a lado durante más o menos dos minutos. Se refuerza el trabajo continuamente invitando el niño a mirar a los ojos y comunicando a través de la mirada lo bien que lo hace. Esto es muy importante porque además de reforzar al niño, permite que la mirada se mantenga firme en el centro.

Las piernas, y en general el tronco, no tiene que moverse así que, dependiendo de las circunstancias específicas, se le pide al niño que se mantenga inmóvil, o bien se desarrolla la práctica desde la posición sentada en una silla que permite a los pies del niño apoyarse al suelo.

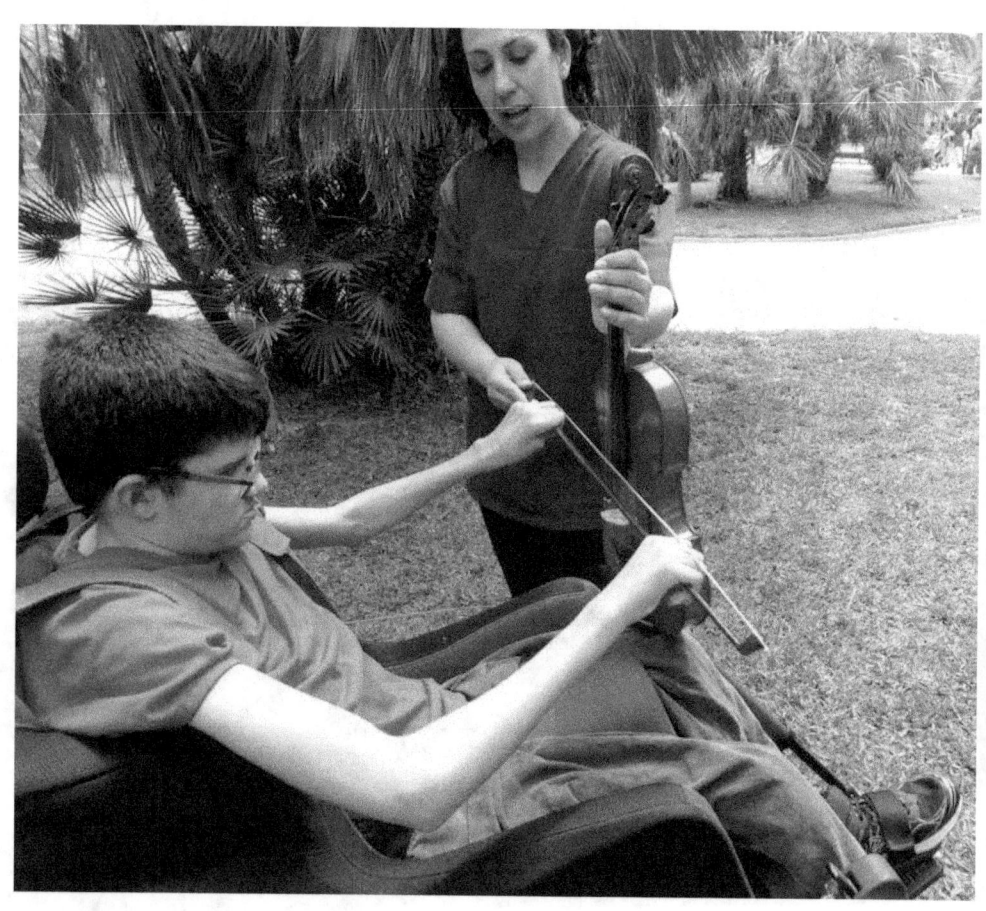

Variaciones:

La experiencia con personas con Parálisis Cerebral aporta la versión pasiva del ejercicio, donde es la Musicoterapeuta la que mueve el arco, sobre el que previamente, han sido puestas las manos del niño para sostener el violín en posición vertical, apoyado sobre un cojín sobre la silla de ruedas y sobre las piernas del niño, o sostenido con la otra mano por la Musicoterapeuta.

Si el niño logra tocar solo sosteniendo el arco con una mano es oportuno que se le deje tocar así manteniendo el violín en la misma posición en el centro de su tronco y adaptando solo la inclinación del instrumento, para permitir la emisión sonora.

(Se favorece la producción de sonido y la consecuente satisfacción del niño aportando más cantidad de resina de lo habitual al arco e impregnando también las mismas cuerdas del violín).

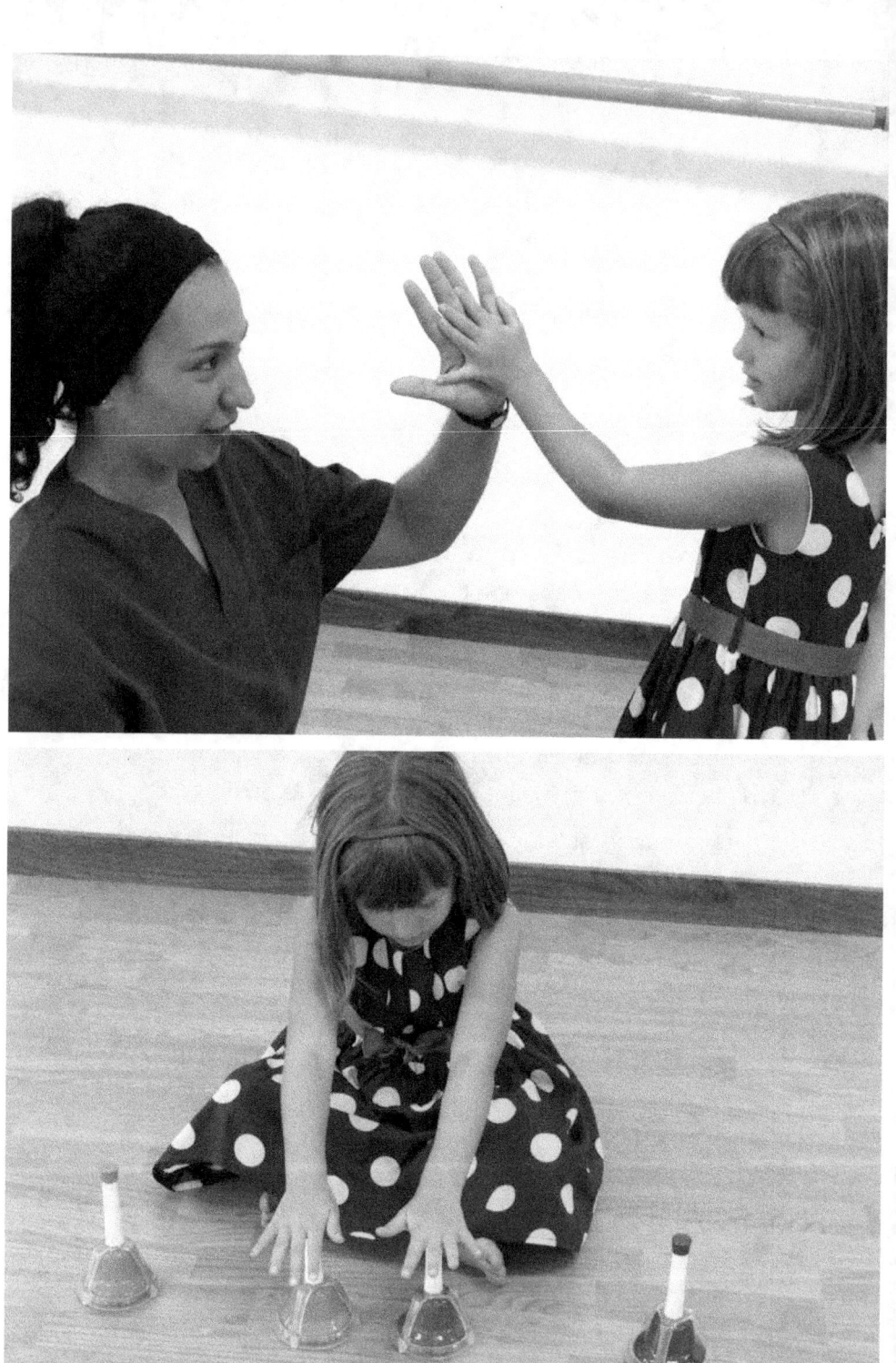

DESPEDIDA CON CHOQUES DE MANOS 45

Materiales: Dos muñequeras de cascabeles.

Personas: Musicoterapeuta y niño.

Música: Voz de la Musicoterapeuta y sonido producido por los cascabeles.

Ejemplo: «Adeu, adeu, adeu Mario, qué bien que has tocado el violín y el piano, adeu, adeu, adeu...».

La Musicoterapeuta está delante del niño, a su altura. Se arrodilla si el niño es pequeño. Es importante mantener la mirada con el niño y expresarle lo bien que lo ha hecho también con los ojos.

Me despido individualmente también en grupos grandes y da igual la capacidad que tenga cada niño, porque es muy importante recompensar con palabras al niño para seguir motivándolo y fomentar la construcción de una buena autoestima.

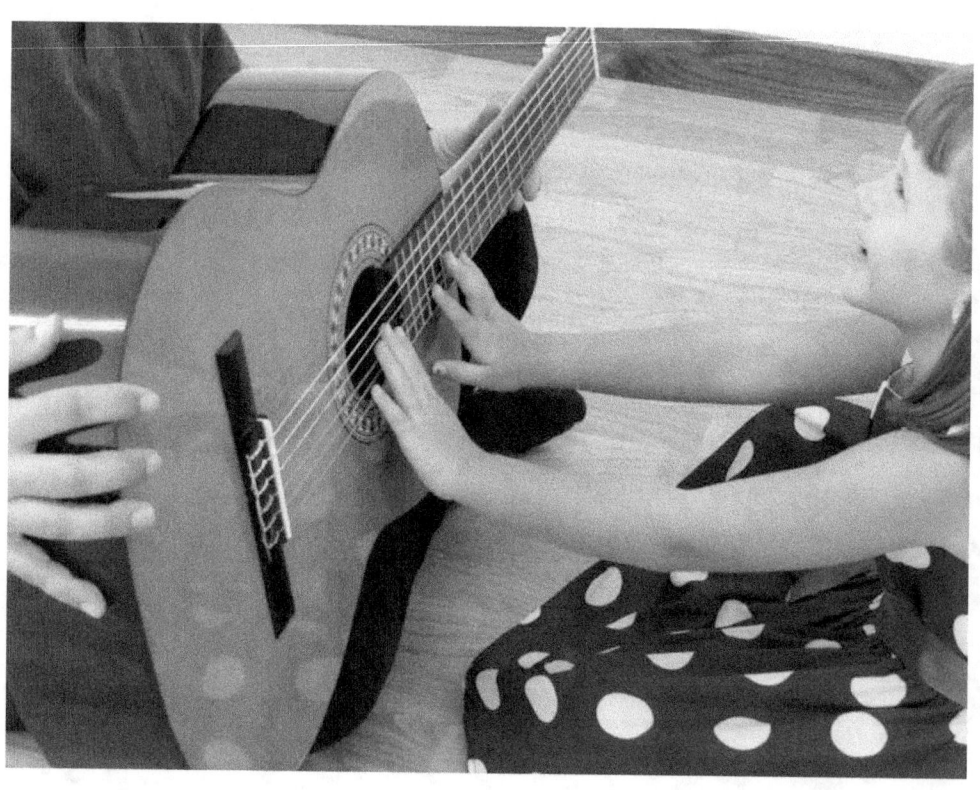

«GUITARRA: TOCO DELANTE, ATRÁS Y DENTRO»

Material: Guitarra.

Personas: Musicoterapeuta y niño.

Música: Voz de la Musicoterapeuta.

La Musicoterapeuta se coloca delante del niño sosteniendo la guitarra con sus manos y canta al niño para invitarlo a tocar.

> 1. Guitarra por delante.
>
> 2. Guitarra por detrás.
>
> 3. Guitarra por dentro.

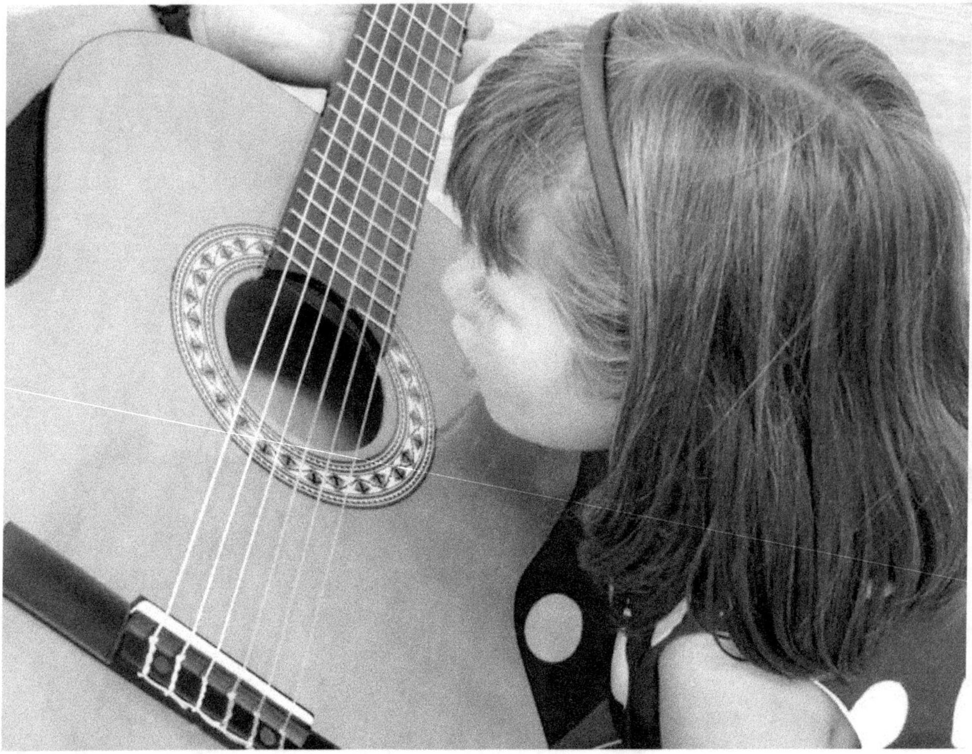

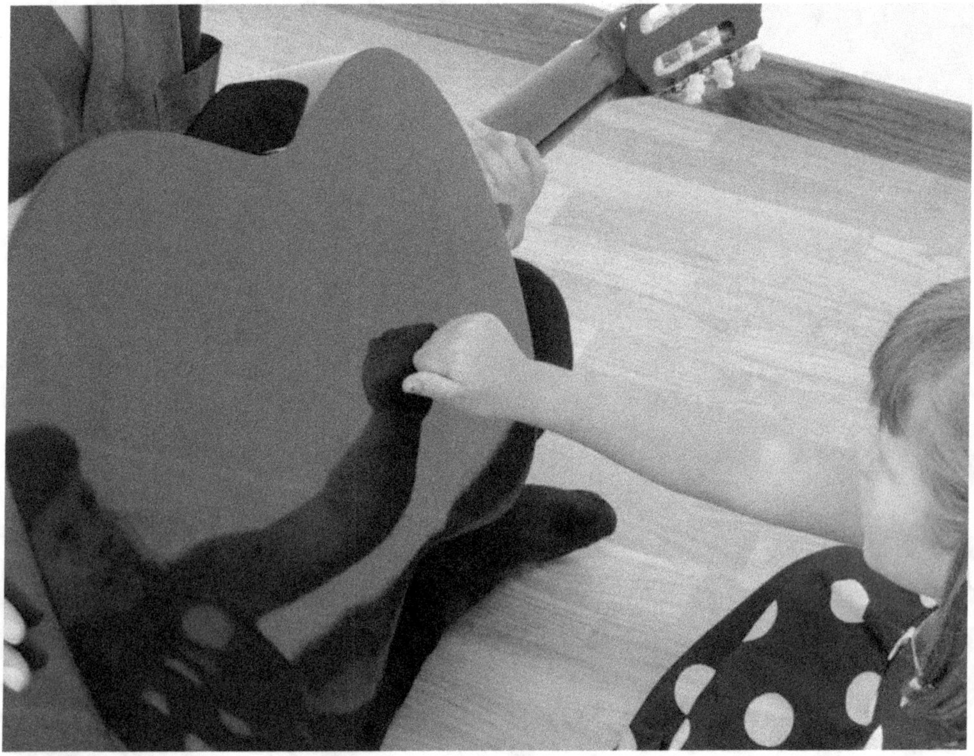

Guitarra por delante

El niño toca con las dos manos a la vez las cuerdas de la guitarra al ritmo de la canción, con un movimiento de vaivén, como el de un pincel.

Guitarra por detrás

Toca la guitarra con los nudos de los dedos de forma alterna, una mano y después la otra, creando ritmos.

Guitarra por dentro

El niño canta dentro del hueco de la guitarra «hola», su nombre, vocales, o simplemente acerca la boca a la guitarra o abre la boca, en función de sus capacidades.

He notado que es una práctica muy motivadora para estimular la emisión vocal. La reverberación de la propia voz dentro de la caja de resonancia y su uso insólito, funciona de estímulo para probar la emisión de sonidos con la mayoría de las personas.

Cuando el niño abre la boca o hace un pequeño gesto con la cara como para probar a cantar dentro de la guitarra, este pequeño gesto ya vale. Sobre todo es oportuno recordarlo con personas con Parálisis Cerebral. Con los niños del espectro autista es más común que acerquen la boca a la guitarra, a veces muerden las cuerdas o presionan los labios contra las cuerdas. También es importante premiar este tipo de reconocimiento-acercamiento al instrumento.

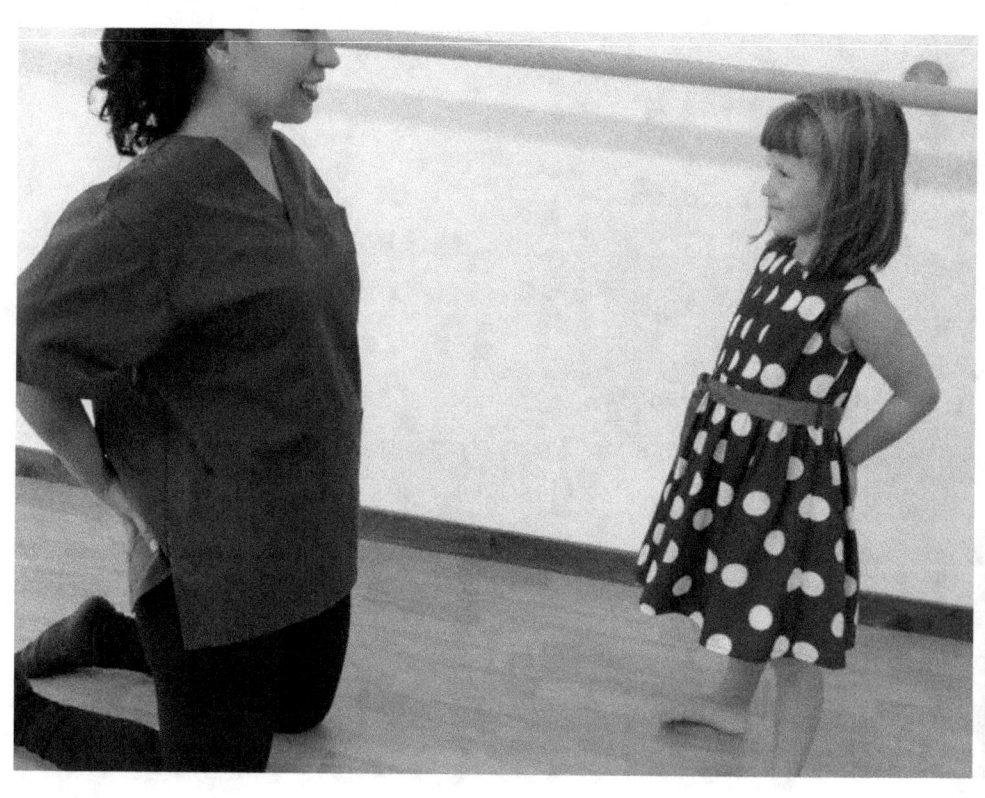

«MASAJITOS HACEMOS CON... »

Materiales: Ninguno

Personas: Musicoterapeuta y niños.

Música: Voz de la Musicoterapeuta.

Texto canción: «Masajitos hacemos con la...»

• Manos: Las manos aplauden.

• Pies: Los pies marchan en el sitio.

• Piernas: Las manos de cada niño percuten en sus propios cuadriceps.

• Brazos: La mano de cada niño percute un antebrazo y luego el otro.

• Pechos: Las dos manos de cada niño percuten por encima de sus pechos entre el esternón y la articulación del hombro, justo sobre el pectoral mayor. Los dedos están orientados hacia el esternón.

• Barriga: Se hace una percusión con las dos manos alternativamente alrededor del ombligo en sentido horario.

• Cabeza: Los dedos de las dos manos de cada niño dan golpecitos en todo el cráneo, desde la frente hasta el occipital, pasando por las sienes y también por la articulación de la mandíbula superior e inferior.

Es muy interesante este ejercicio porque despierta la conciencia ósea y a la vez está trabajando sobre algunos puntos de integración neurológica que comparten varias disciplinas.

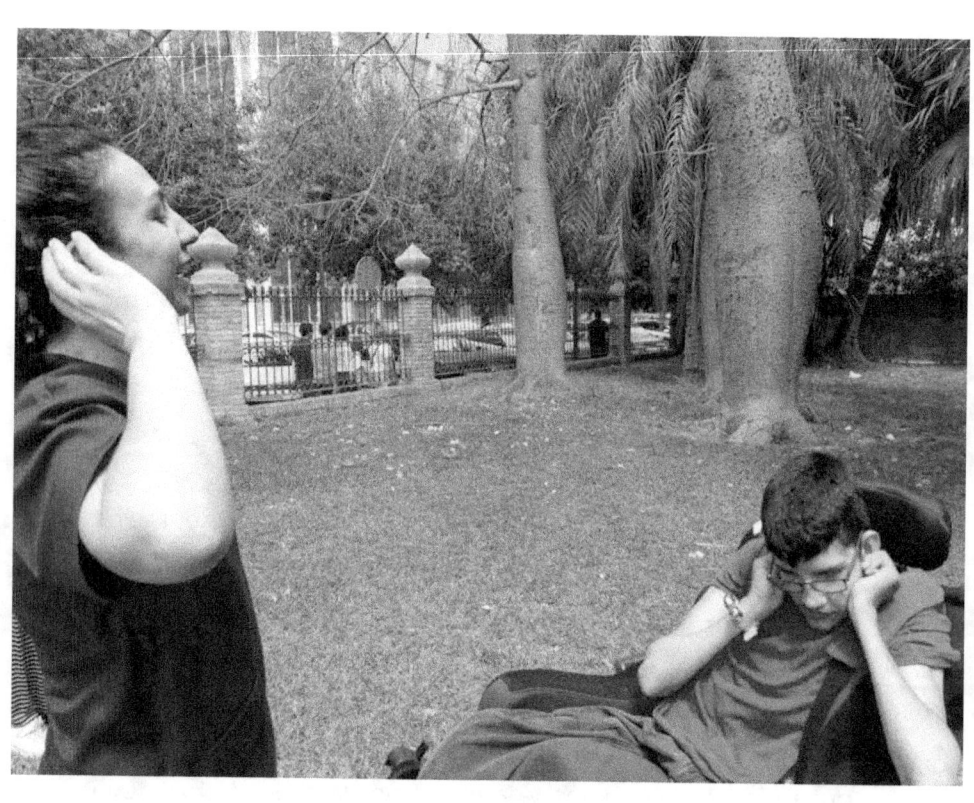

Glúteos:

Auto percusión sobre los glúteos mayores de forma rítmica. En general resulta muy gracioso y motivador.

Indicaciones:

Las manos están huecas por dentro en forma de concha cuando se percute sobre el cuerpo.

Se pide a los niños un tiempo de escucha para cada parte que se percute.

A los niños más pequeños se les advierte de utilizar poca fuerza: —despacito, sin que haga daño—. A veces es oportuno indicar uno a uno cual es la justa medida de fuerza.

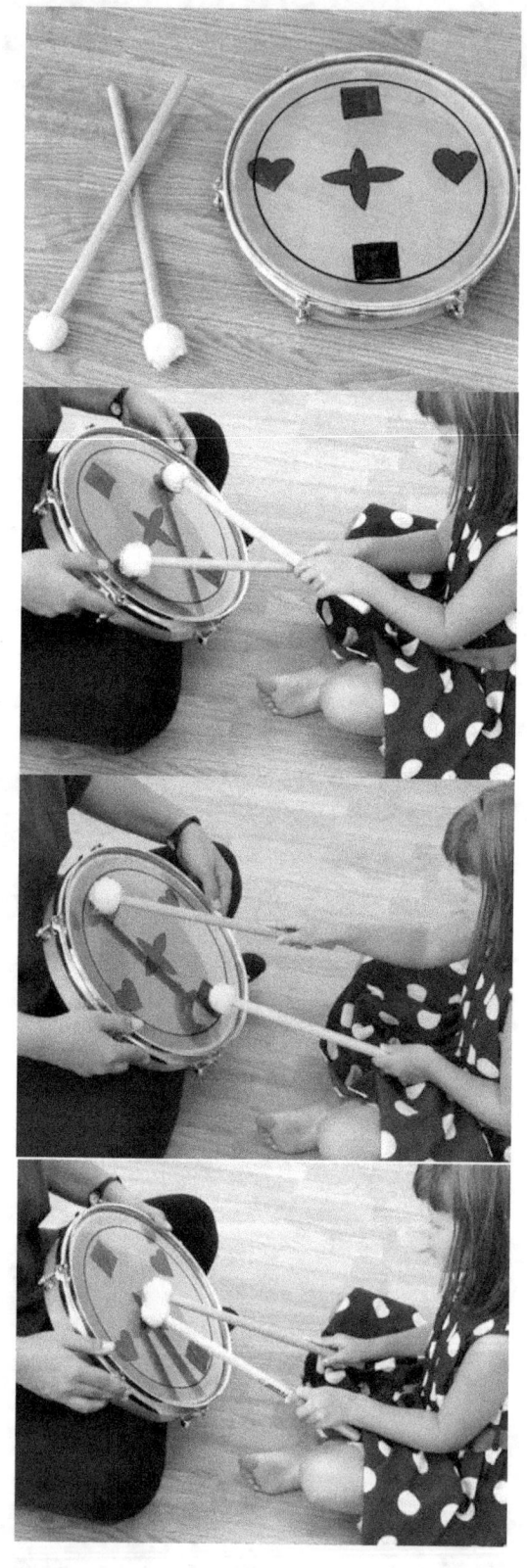

JUEGO PANDERO: ESTRELLA, CUADRADO Y CORAZONES.

Materiales: Pandero dibujado, dos mazas o pandero adaptado.

Personas: Musicoterapeuta y niño o niños.

Música: Voz de la Musicoterapeuta y producida por el pandero.

El pandero se coloca delante del niño de modo que la estrella quede en medio de su cuerpo y se le ofrecen dos baquetas o mazas en función del agarre de los niños. También se puede tocar con las manos, aunque el sonido y la correspondiente satisfacción del niño no será la misma, en el caso que no sea posible tocar con baquetas después de haber intentado todas las acomodaciones.

Se toca con las dos baquetas en el centro sobre la estrella, a los dos lados sobre los corazones, cada baqueta sobre un corazón y arriba abajo sobre los cuadrados.

A veces cuando el ejercicio está ya logrado, se le añade la dificultad de hacer el movimiento de baqueta cruzadas para tocar sobre los corazones. Cuando se trabaja en grupo, se puede recrear el mismo dibujo del pandero sobre otro material que pueda ser percutido, platos de macetas de plástico blanco o claro, por ejemplo, y dibujar el mismo esquema.

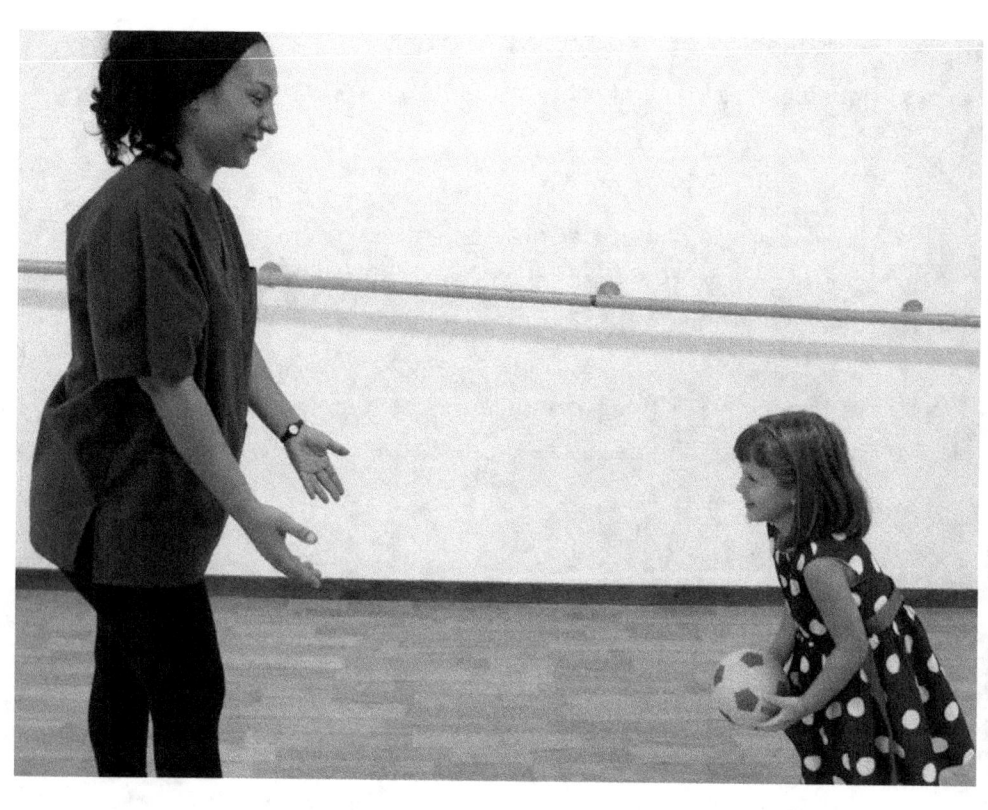

PELOTA DE ESPUMA.
«TIN-TIN, TON -TON»

Materiales: Pelotas de espuma de bote bajo.

Personas: Musicoterapeuta y niño o niños.

Música: Yo elegí la canción del ratón, o los números, o cualquier canción que tenga un ritmo que se repita igual durante toda la duración de la misma.

Se lanza la pelota cogida con las dos manos y se recibe también con las dos manos. La persona que lanza y la que recibe están una enfrente de la otra.

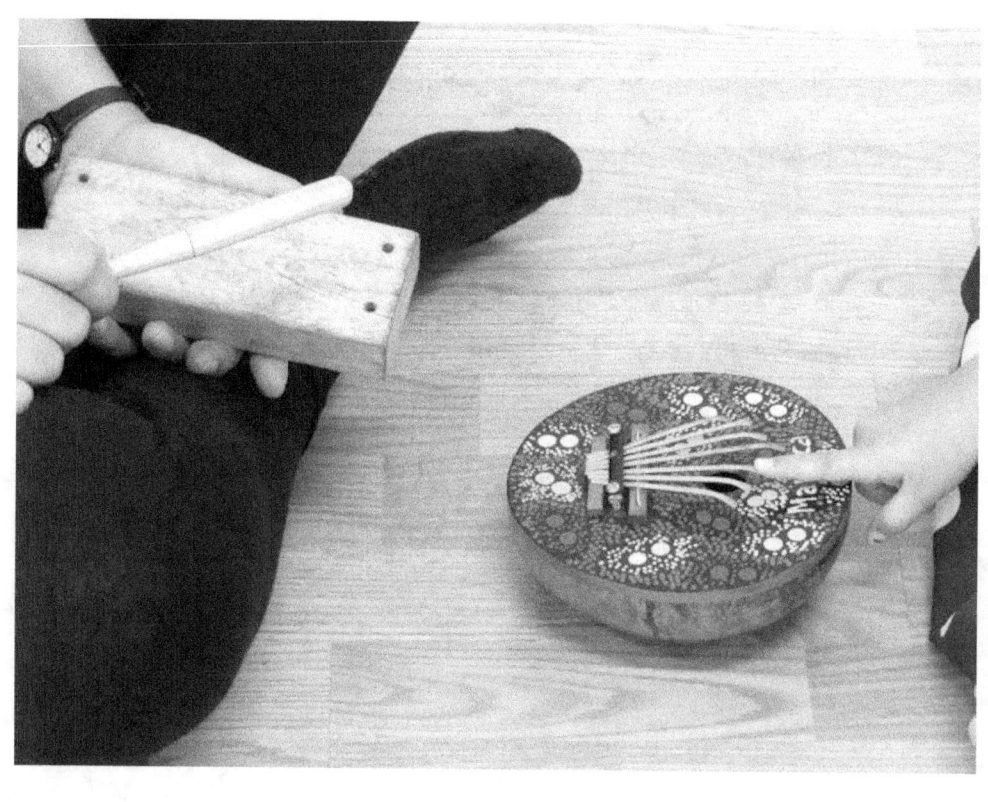

IMITACIÓN DE SONIDOS CON DOS INSTRUMENTOS DE PEQUEÑA PERCUSIÓN.

Materiales: Claves y caja china con baqueta.

Personas: Musicoterapeuta y niño.

Música: Producida por los dos instrumentos.

La Musicoterapeuta produce un ritmo con las claves y el niño lo reproduce igual. Después será el niño quien cree el sonido para reproducirlo y la Musicoterapeuta lo imitará. Es importante que la caja china esté en una mano y la baqueta en la otra, del lado contrario a la caja china.

En el caso de que el niño no pueda mantener la caja china en su mano se le apoya sobre la pierna del lado contrario al que tiene la baqueta en el suelo del mismo lado. Después se cambia de mano y de lados.

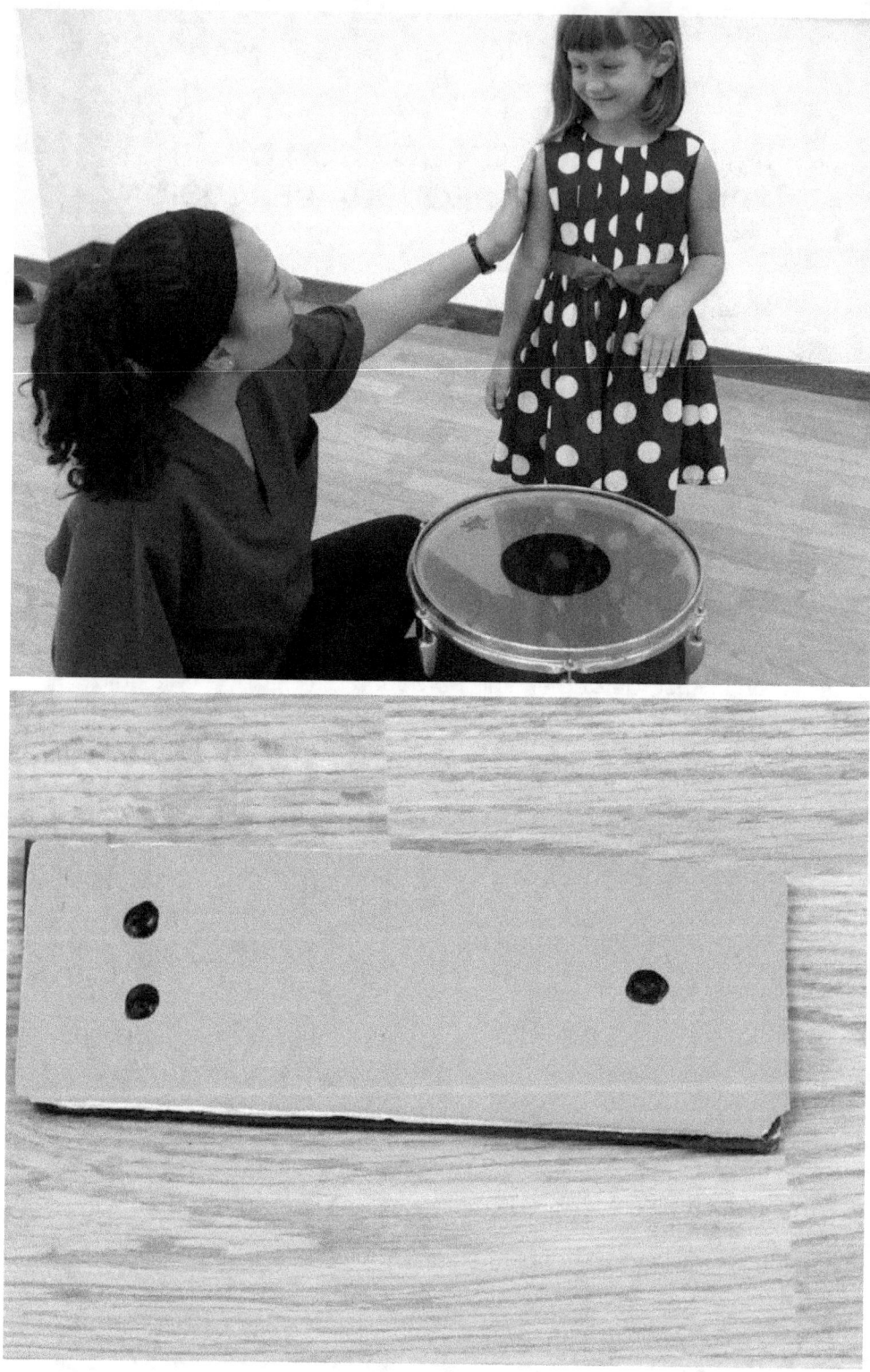

TOCAR EL DJEMBE CON TOQUE EN EL BRAZO DEL LADO CORRESPONDIENTE Y TARJETA

Material: Djembe y tarjeta adaptada.

Personas: Musicoterapeuta y niño.

Música: Voz Musicoterapeuta y sonido djembe.

Esta práctica es adaptada a niños o personas con ceguera y sordera total y parcial, acompañada o no, de dificultad de aprendizaje. Se indica primero a través de la ejecución del Musicoterapeuta los tiempos a tocar, por ejemplo: 1, 2 o 3 y después se le pide directamente al niño que toque en función de los toques que se le dan en cada brazo. La idea es que toque con el brazo correspondiente al que la Musicoterapeuta golpea suavemente con los cuatro dedos de una mano. También se puede emplear unas tarjetas fabricadas con goma EVA y otros materiales donde sobresalen 3 granos, 2 granos, 1 grano y le hace reconocer con los dedos al niño para indicar cuantos tiempos tocará en el djembe.

> 1 toque = 1 grano = 1 vez
>
> 2 toques = 2 granos = 2 veces
>
> 3 toques = 3 granos = 3 veces

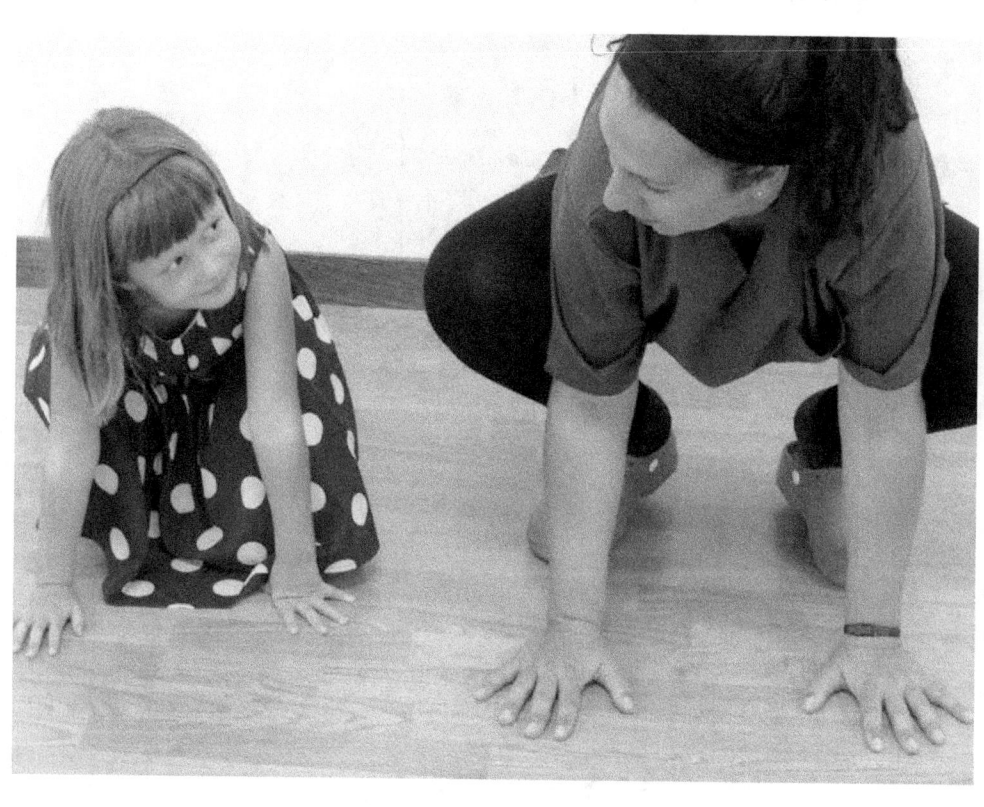

ARRIBA, ABAJO, EN EL CENTRO, DETRÁS, DE LADO

Materiales: Cascabeles para muñequeras.

Personas: Musicoterapeuta y niños o niño.

Música: Voz

Se canta una canción en la que se repite dos veces cada dirección y se mandan las manos y los brazos en la dirección que se nombra y se quedan dos tiempos.

Arriba, se chocan las manos dos veces, abajo, se toca el suelo con la condición de doblar las rodillas al inclinarse hacía el suelo. Delante se traen las dos manos con las puntas de los dedos tocando el esternón (juntos en Bimodal).

Atrás, se llevan las manos detrás por encima de los glúteos tocándose las palmas entre ellas. La Musicoterapeuta muestra primero todo el ejercicio y después lo acompaña siempre en las tres secuencias que dura.

De lado, se llevan los brazos, los dedos, casi a la altura de los hombros.

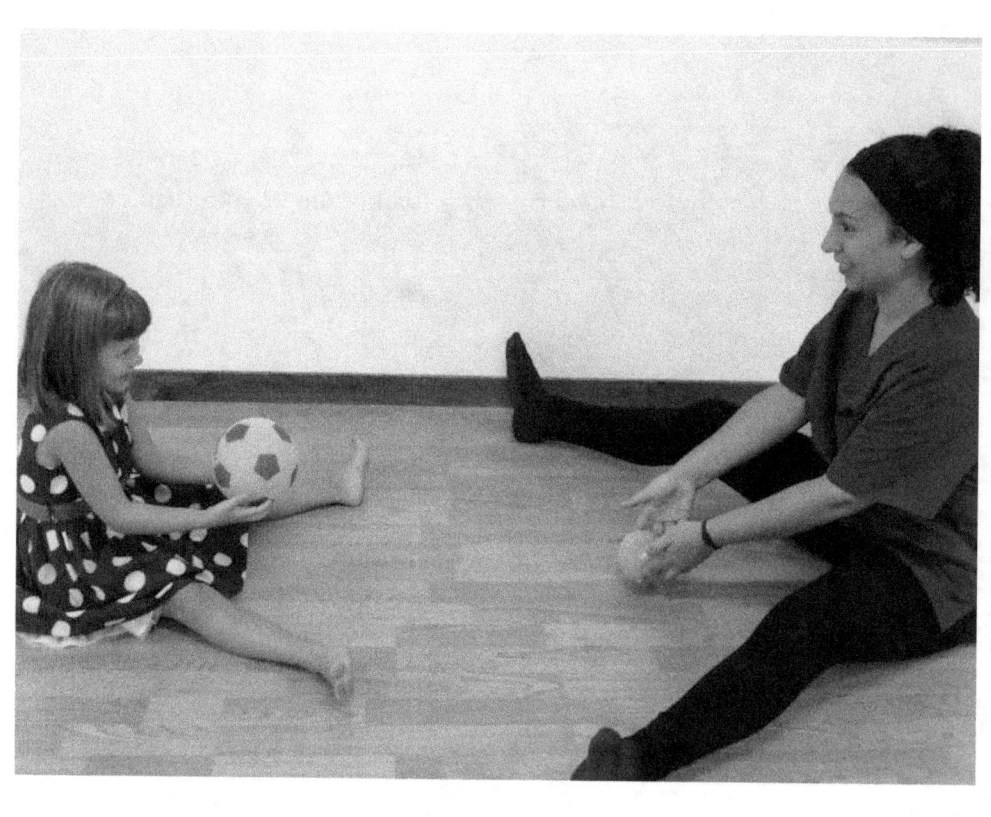

PELOTAS DE ESPUMA

Material: Dos pelotas de gomaespuma de diferentes colores y tamaños 12 cm y 25 cm.

Personas: Musicoterapeuta y niño.

Música: Voz de la Musicoterapeuta.

Se eligen dos pelotas de espuma de bote muy bajo y de dos colores distintos y tamaños.

Se asigna a cada pelota una dirección. Por ejemplo, la roja o grande va arriba y la verde o pequeña abajo. Así que cada vez que se lanza la roja o grande se lanza un poco en el aire y la verde o pequeña se hace rodar por el suelo.

La Musicoterapeuta y el niño están sentados en el suelo con las piernas abiertas y a una distancia uno enfrente del otro, de modo que resulte fácil el ejercicio. Las pelotas se lanzan a la vez con las dos manos y al tiempo de una canción ya conocida con ritmo 4/4 por ejemplo.

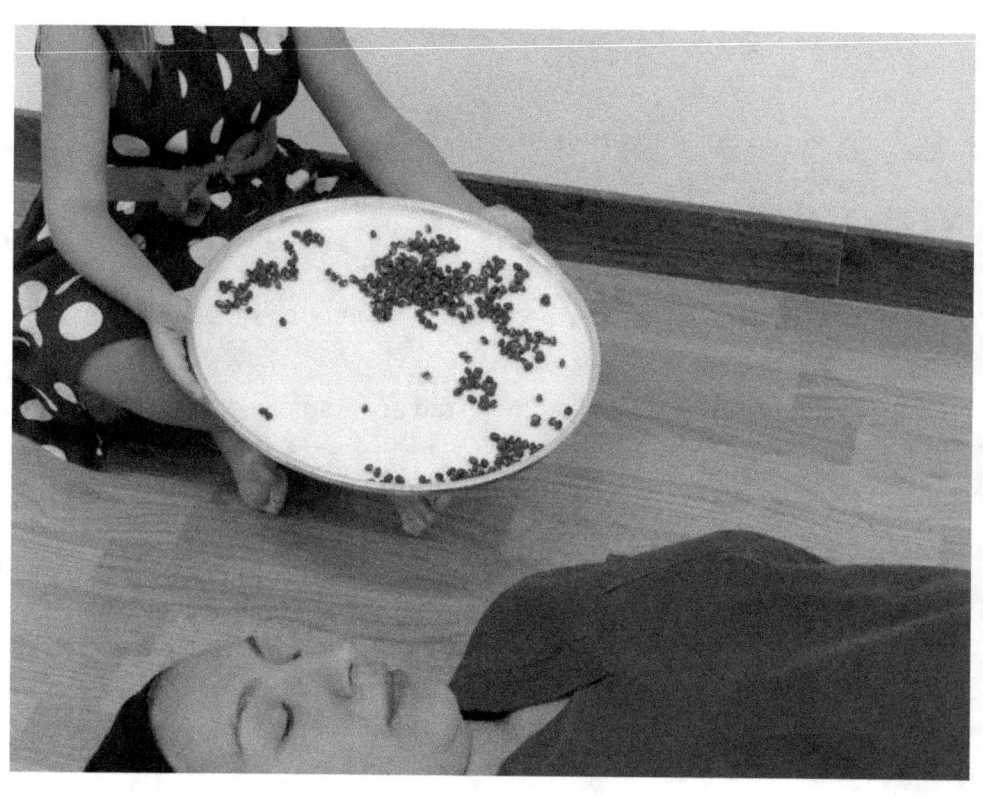

EL MAR

Materiales: Granos de soja de 50 g y pandero de 22 cm de diametro.

Personas: Musicoterapeuta y niño o niños.

Música: Producida por el instrumento.

Se vierten los granos dentro del pandero diciéndole que son legumbres y se muestra como moverlo. Se mueve el pandero, sostenido por ambas manos con ondulaciones de lado a lado como si fuera una balanza.

Si al niño no le suscita nada el sonido que oye, se le dice que estamos reproduciendo el sonido de las olas del mar. Esto lo motivará después cuando será él quien ejecute el material. Es importante que el pandero sea ligero y que se adecue a las dimensiones y fuerza del niño.

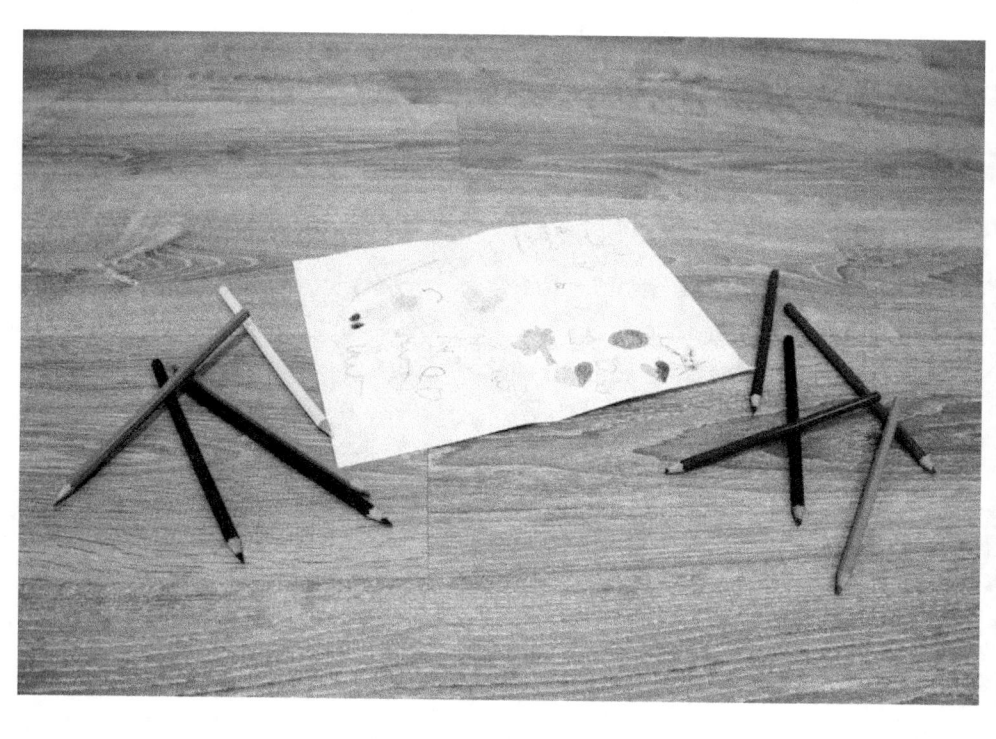

PINTA LO QUE ESCUCHAS

Materiales: Folios y pinturas adecuadas a la edad de los niños + imagen. Tela de separación y niño o grupo de niños.

Personas: Musicoterapeuta y niño o grupo.

Música: Producida por la voz de la Musicoterapeuta y/o niños.

Se separa el grupo en dos subgrupos separados por una tela, o en una habitación donde haya una separación cualquiera: una puerta corrediza... una cortina... un teatro con escenario y telón.

Un grupo tocará las imágenes que se le muestran y el otro grupo dibujará lo que oye con las dos manos a la vez. Las dos manos hacen el mismo movimiento, una por un lado y una por el otro hasta completar la figura. Los folios tienen que estar bien sujetos para permitir la practica y la Musicoterapeuta ayudará a que las dos manos se muevan a la vez cuando el niño o niña no logre hacerlo.

Después se hará una confrontación entre las imágenes y lo que se ha dibujado para ver si coinciden, y se da el cambio a los dos grupos: quien antes tocaba ahora escuchará y dibujará.

Es una práctica muy buena para trabajar la atención meditativa.

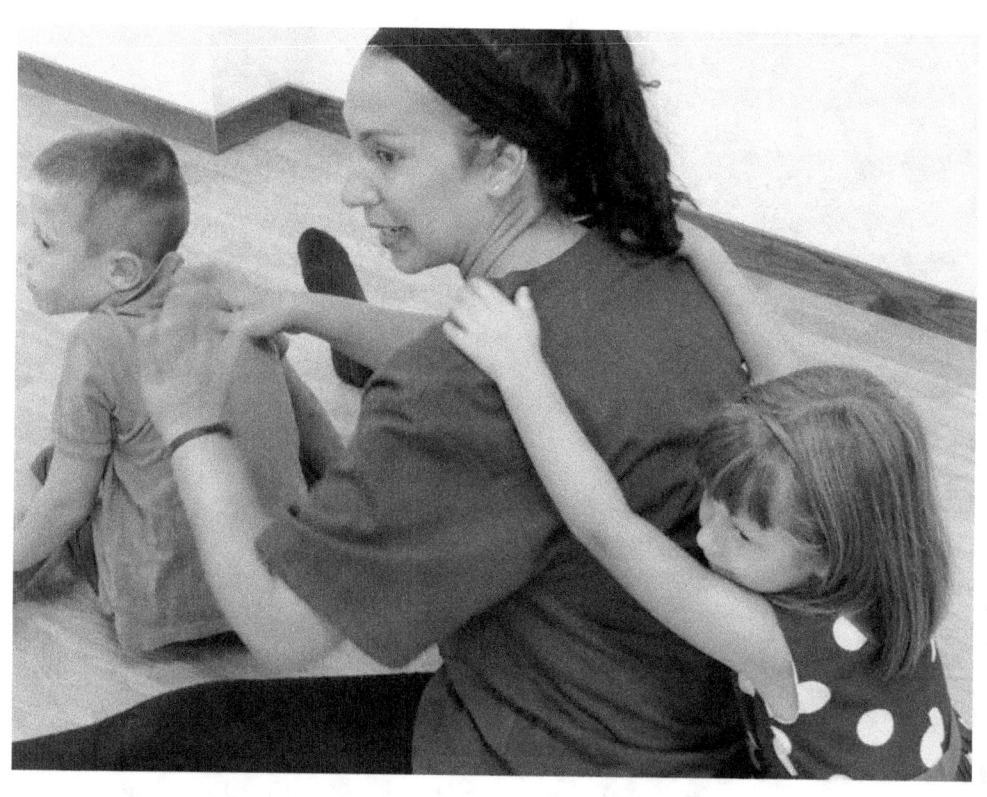

EL TREN DE LA PERCUSIÓN CORPORAL

Material: Ninguno.

Personas: Musicoterapeuta y grupo de niños o niño.

Música: Sonidos producidos por la percusión corporal.

Nos disponemos en fila sentados, con las piernas cruzadas si es posible. El Musicoterapeuta está en la cola al final para proponer el ritmo y observar el desarrollo de la práctica.

Es importante averiguar uno a uno la fuerza empleada en la percusión.

Indicaciones: palmas huecas en forma de concha.

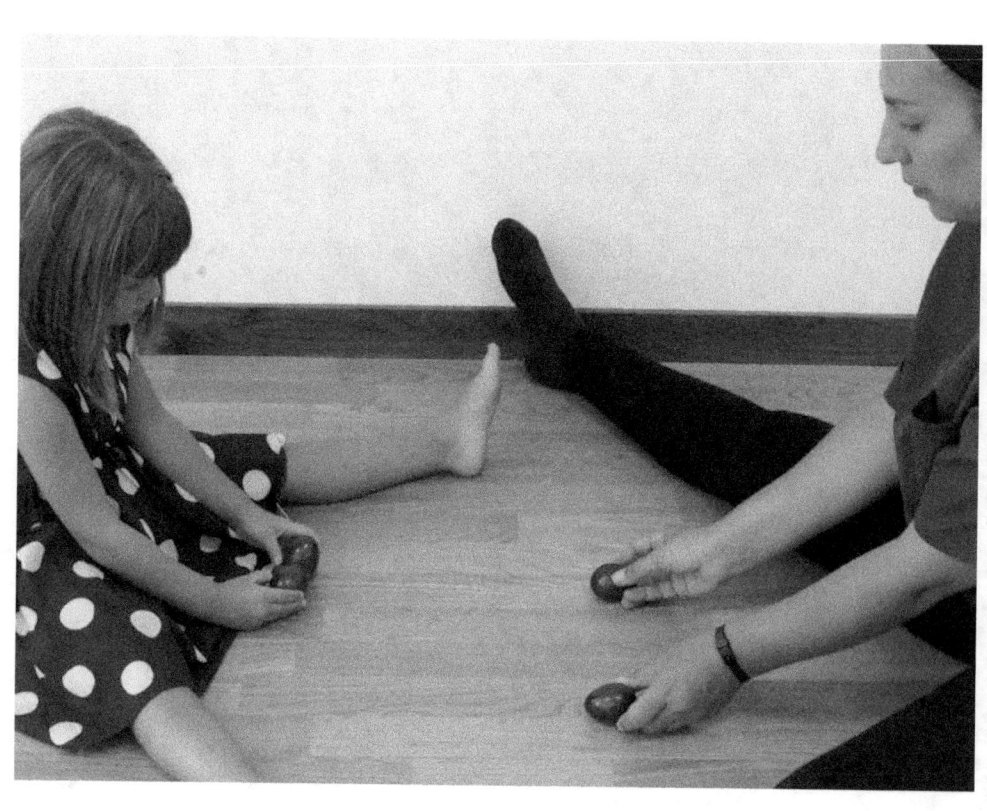

CUATRO HUEVOS – DOS COLORES

Material: Cuatro huevos de maracas, dos de un color y dos de otro color.

Personas: Musicoterapeuta y niño.

Música: Producida por los huevos de maracas y por una canción rítmica.

Sentados uno en frente del otro con las piernas abiertas.

Se decide el color de las maracas que se lanzarán, con las dos manos, hacía las extremidades, dentro del espacio delimitado por las piernas abiertas y automáticamente el otro par de huevos de maracas, se lanzará con las dos manos hacía dentro, al centro del espacio delimitado por las piernas.

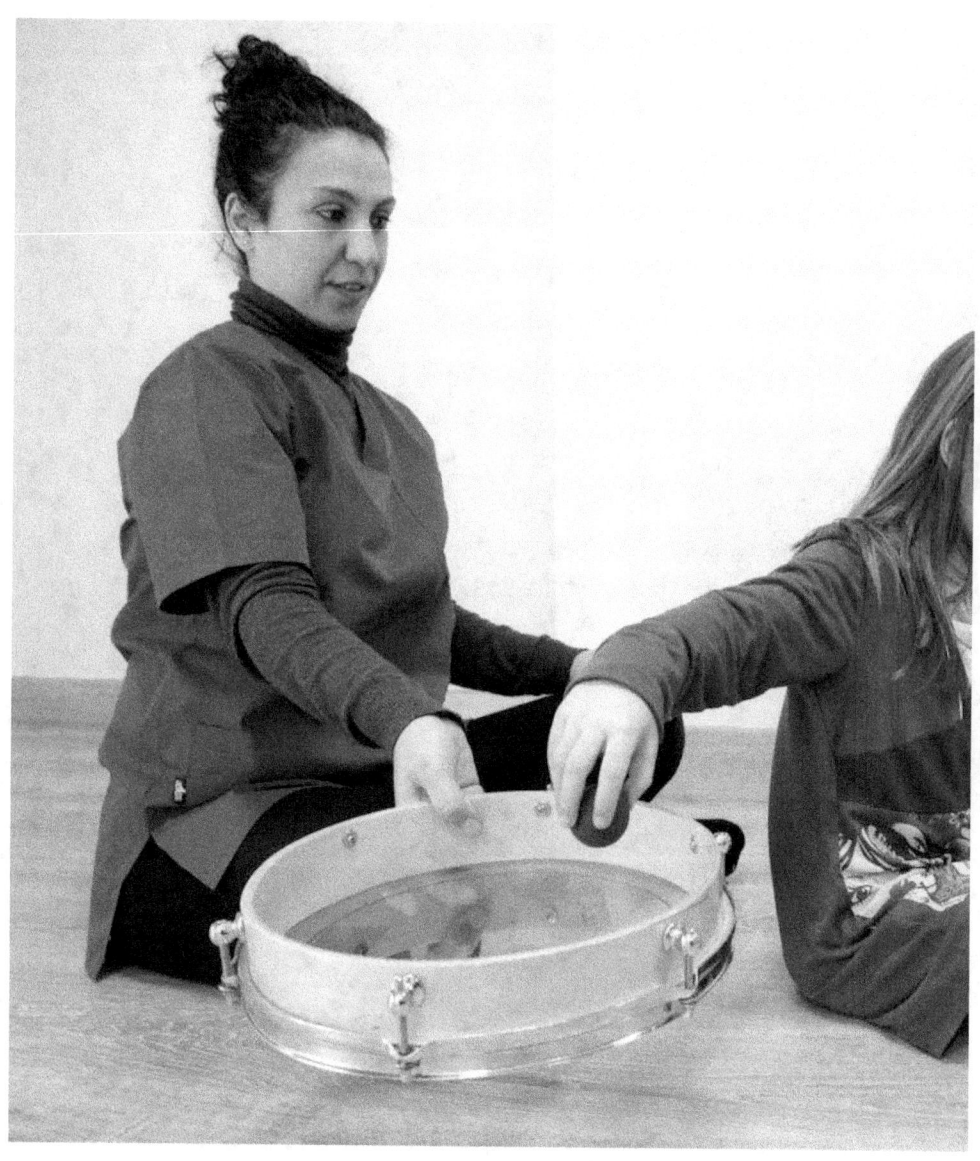

PANDERO Y PELOTAS DE GOMA

Materiales: Pandero, pelotas de goma de bote bajo.

Personas: Musicoterapeuta y niño.

Música: Canción ritmo ternario y sonido producido por el rebote de las pelotas.

Con esta práctica trabajamos diferentes planos y la podemos emplear para el logro de muchas habilidades que no voy a exponer aquí, ya que el objetivo de este texto es únicamente la descripción analítica de los ejercicios (reservaré los cursos formativos para la explicación teórica y metodológica de cada práctica ya que sería muy difícil desarrollar un apartado teórico sin la referencia de ejemplos en videos de los diferentes empleos por diferentes patologías).

En función de lo que necesitamos trabajar y de las capacidades del niño, la Musicoterapeuta se colocará por delante o por detrás del niño. Delante del niño una caja contendrá todas las pelotas, cuantas más pelotas tengamos más durará cada repetición de esta práctica, el niño coge una pelota con una mano y la verterá dentro de un pandero, dirigiéndonos hacía un lado u al otro.

He tenido también buenos resultados a nivel físico en el trabajo sobre rotación externa de los hombros en apoyo a fisioterapeutas.

Lo importante de esta práctica es lo motivadora que es.

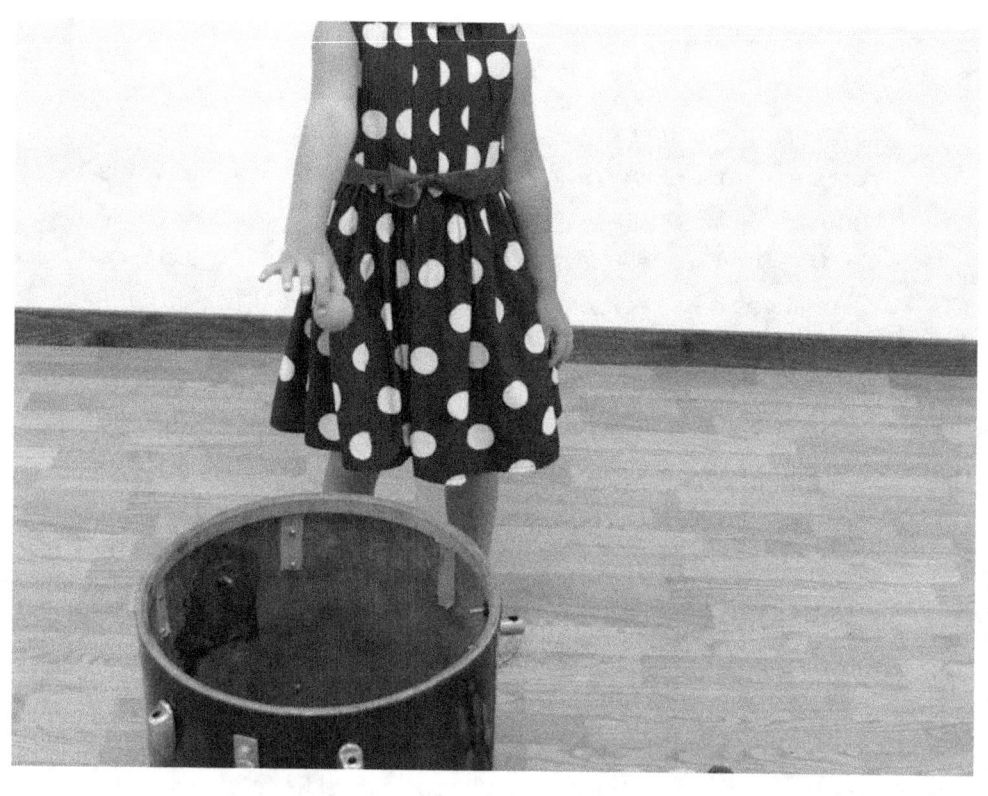

>>

Variación 1:

He trabajado con un niño con Parálisis Cerebral en el bipe-destador.

Variación 2: djembe

Con un djembe al revés y ligeramente levantado, por ejemplo, tenido entre las piernas de la Musicoterapeuta sentado en una silla y apoyado en una extremidad sobre el pie de la Musico-terapeuta para favorecer la resonancia.

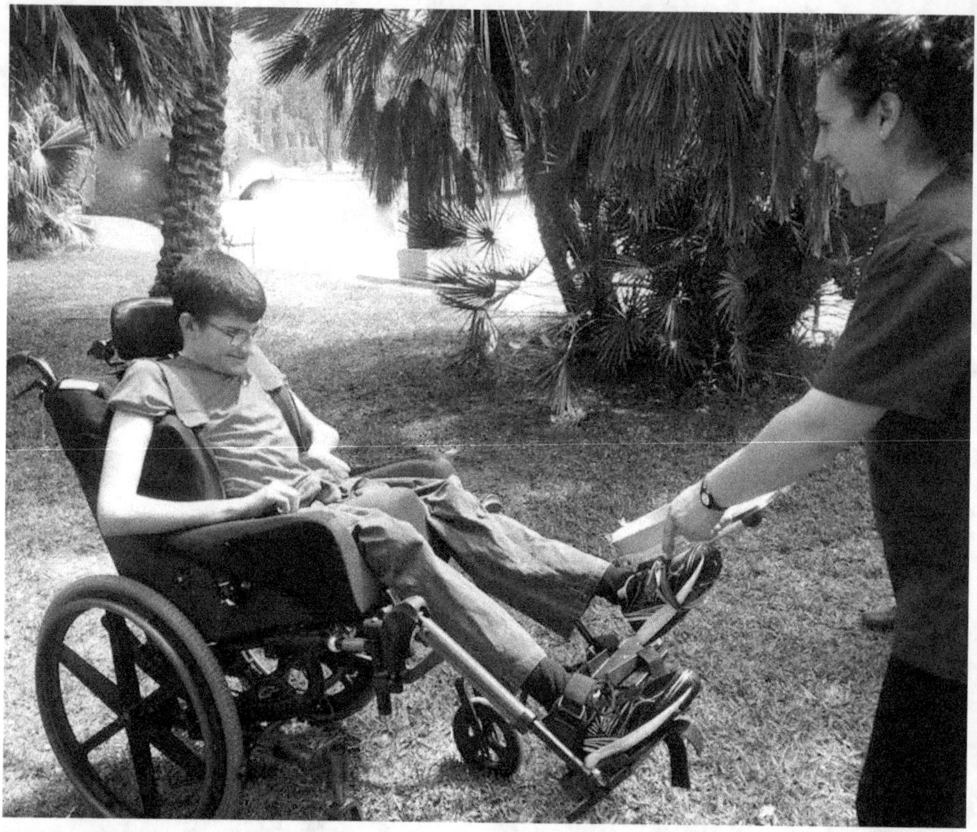

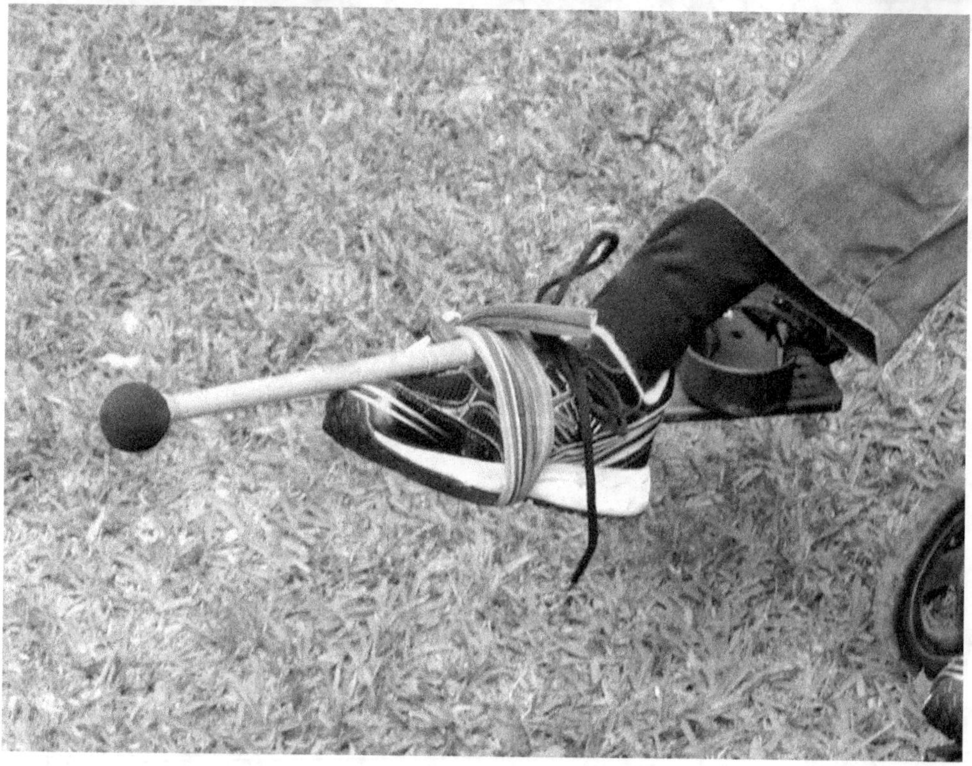

EL TAMBOR CON LOS PIES

Materiales: Pandero, cintas, baquetas, mazas.

Personas: Musicoterapeuta y niño.

Música: Canción rítmica y sonidos producidos por los golpes en el pandero.

Se ata una baqueta al zapato del niño con una cinta elástica. Es preferible que el mango de la maza o baqueta quede a lo largo del lateral interno del pie y del zapato para que no moleste. Se pone el pandero girado con el parche hacía abajo a la altura de más o menos 30-50 cm, según las capacidades del niño. Se le pide al niño que toque con el pie el pandero al tiempo de la canción. A veces, sobre todo con niños con Parálisis Cerebral, les resulta motivador decirles que chuten un «gol».

Después de haber trabajado un tiempo en un lado, se deja descansar y se trabaja con el otro lado el mismo tiempo y así alternando, hasta que resulte divertido para el niño.

En niños con Parálisis Cerebral es oportuno cerciorarse de las posibilidades del niño (confrontar con los fisioterapeutas que no sea un inconveniente mover el pie para el niño. Fijar bien el pie que no trabaja a través de hebillas o cintas a la silla. En general todas las sillas ya llevan sistemas de ataduras para los pies, en el caso de que elijamos trabajar en otros asientos es oportuno encontrar la forma de fijar el pie que no está ejecutando el ejercicio).

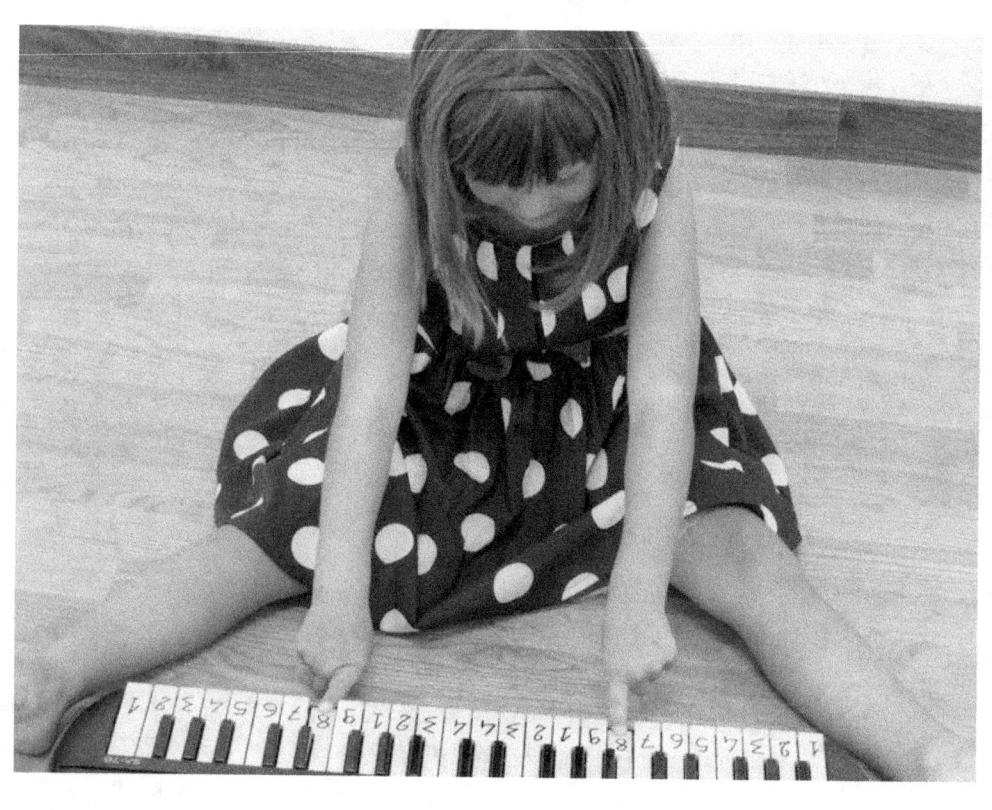

EL TECLADO Y LOS COLORES, NÚMEROS

Materiales: Xilófono, métalofono con teclas extraibles.

Personas: Musicoterapeuta, niño o grupo de niños.

Música: Producida por el xilófono, canción improvisada con: números, colores y letras, símbolos.

Ejemplo:

1	2	3	4	5
A	B	C	E	I
Rojo	Azul	Negro	Verde	Blanco

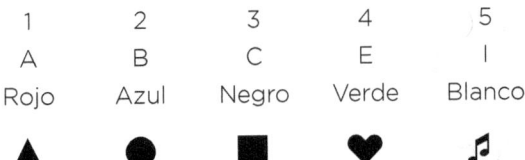

Se coloca el pictograma del color, de la letra, los números etc. y se guía vocalmente al niño donde va a tocar.

Se pueden hacer varias escalas en función de las capacidades del niño y de los objetivos a trabajar (estos también pueden ser de reconocimiento visual en niños

con problemas visuales).

En el caso de que la capacidad del niño sea baja, se puede dejar solo las teclas de dos colores en un métalofono. También se pueden emplear las campanas y poner una tarjeta a la base de cada una con imágenes de números y de colores...

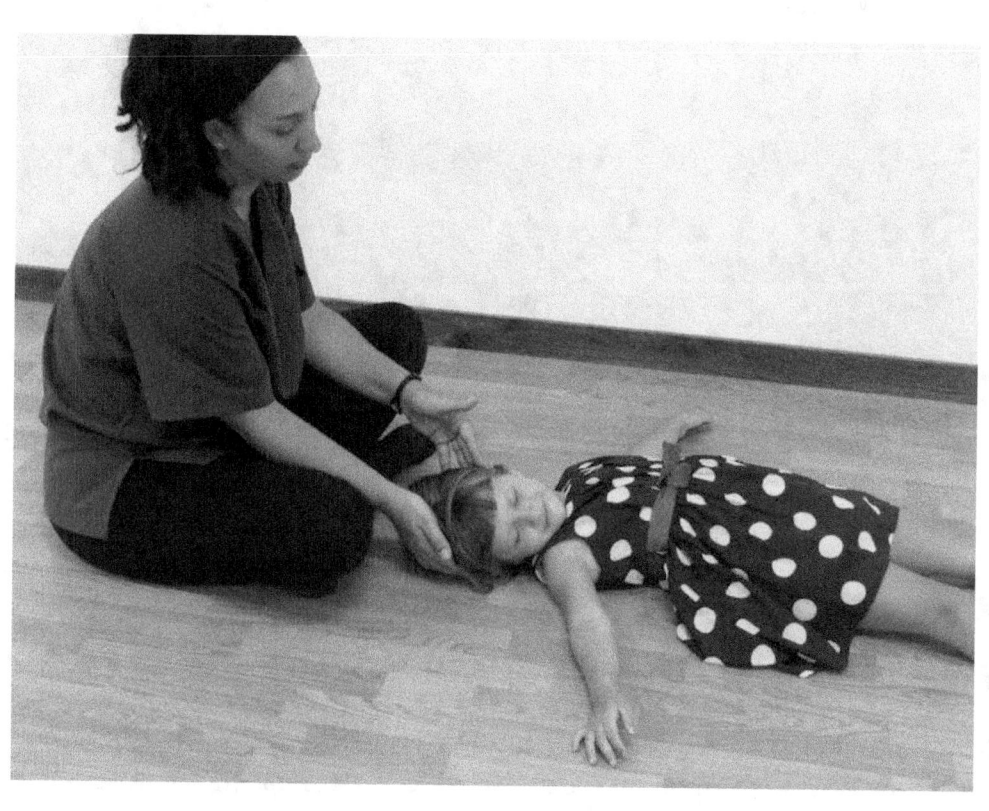

UNA PELOTA NO ES

Materiales: Esterilla.

Personas: Musicoterapeuta y niño.

Música: Voz de la Musicoterapeuta.

Se le pide al niño que se tumbe en posición supina, (pancita arriba o mirando al techo), cogemos su cabeza entre las manos.

Estamos sentados justo detrás de su cabeza, movemos la cabeza de forma rítmica y suave.

Ejemplo canción:

«no no no, una pelota no es, es la cabeza de "Mario" es».

Repetimos hasta llegar a dos minutos.

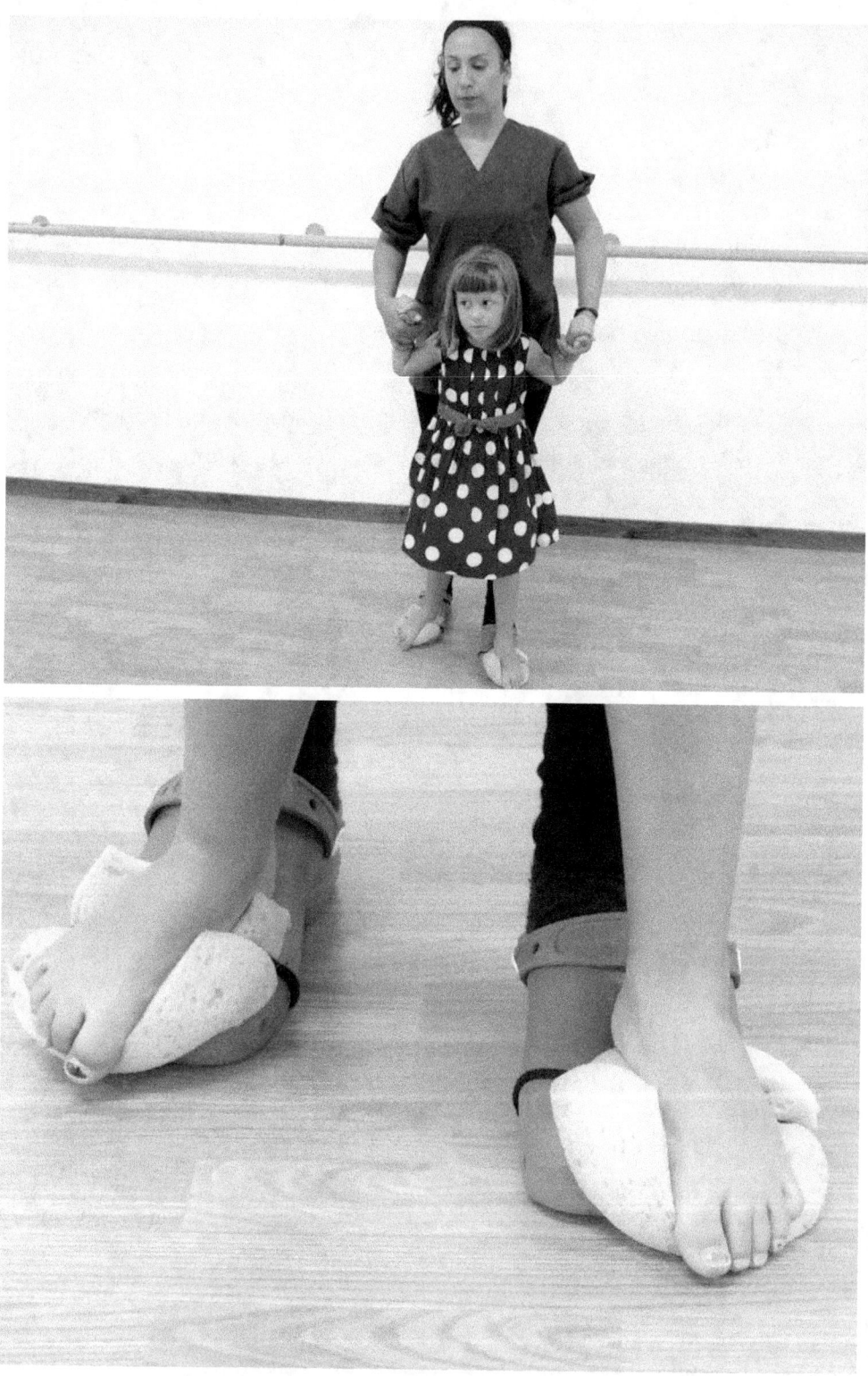

MARCHAMOS JUNTOS

Materiales: Dos tobilleras de cascabeles, zuecos acolchados
Personas: Musicoterapeuta y niño.
Música: Ritmos producidos por un teclado eléctrico.

La Musicoterapeuta y el niño o niños se mueven juntos marchando al ritmo de la música y levantando las rodillas para enfatizar los pasos.

Variante 1

La Musicoterapeuta pide al niño pequeño de subir encima de sus pies donde previamente habrá colocado los zuecos para favorecer la estabilidad del apoyo de los pies del niño. Es la Musicoterapeuta la que con su movimiento a ritmo de lo que suena, acompaña con su voz 1, 2 y 1, 2, 3.

Se desplaza marchando hacia delante y hacia atrás.

El niño se sostiene dando las manos a la Musicoterapeuta o la Musicoterapeuta lo coge por debajo de los hombros. Es una práctica que suele dar mucha satisfacción a los niños con todas las habilidades. Es fundamental la presencia de un espejo porque el niño refuerza su acción al verse.

Nota:

Suelo sostener a los niños por las manos o por debajo de los hombros y siempre que estén disfrutando de la actividad. Cuando han vivenciado la actividad de forma pasiva, con el acompañamiento de mis pies, después de un tiempo encuentran interés en participar de forma individual.

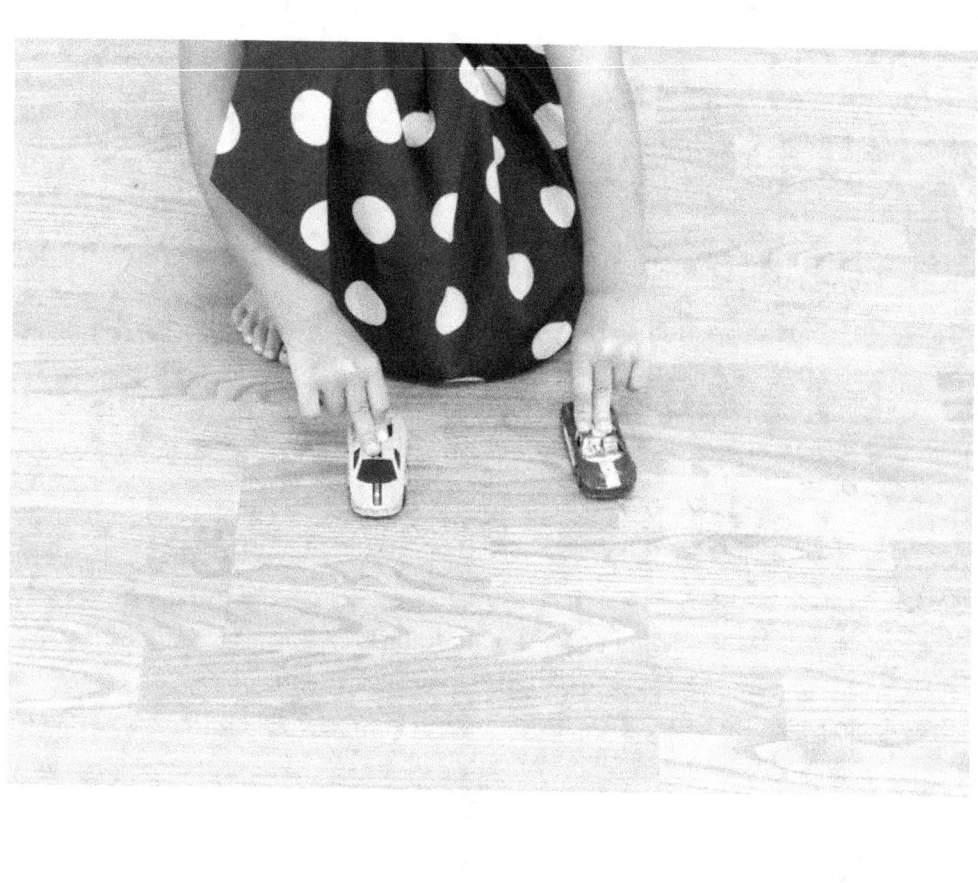

COCHES QUE SALEN A RITMO

Materiales: 20 coches de juguete pequeños del mismo modelo.

Personas: Musicoterapeuta y niño o niños.

Música: Cantada por la Musicoterapeuta o por todos los que participan.

Se hacen salir los coches a tiempo de la canción, se acuerda previamente cuando, (por ejemplo a «tin tin» o «ton ton» en la canción del Ratón).

1. El niño hace salir un coche a la vez a tiempo de la canción.

2. El niño hace salir dos coches sincronizados al ritmo de la canción, uno con una mano y el otro con otra mano, en dirección frontal y los coches se mueven en líneas paralelas.

3. El niño hace salir los coches cruzando sus manos de forma que cada una va en una dirección y los dos coches también de modo sincrónico.

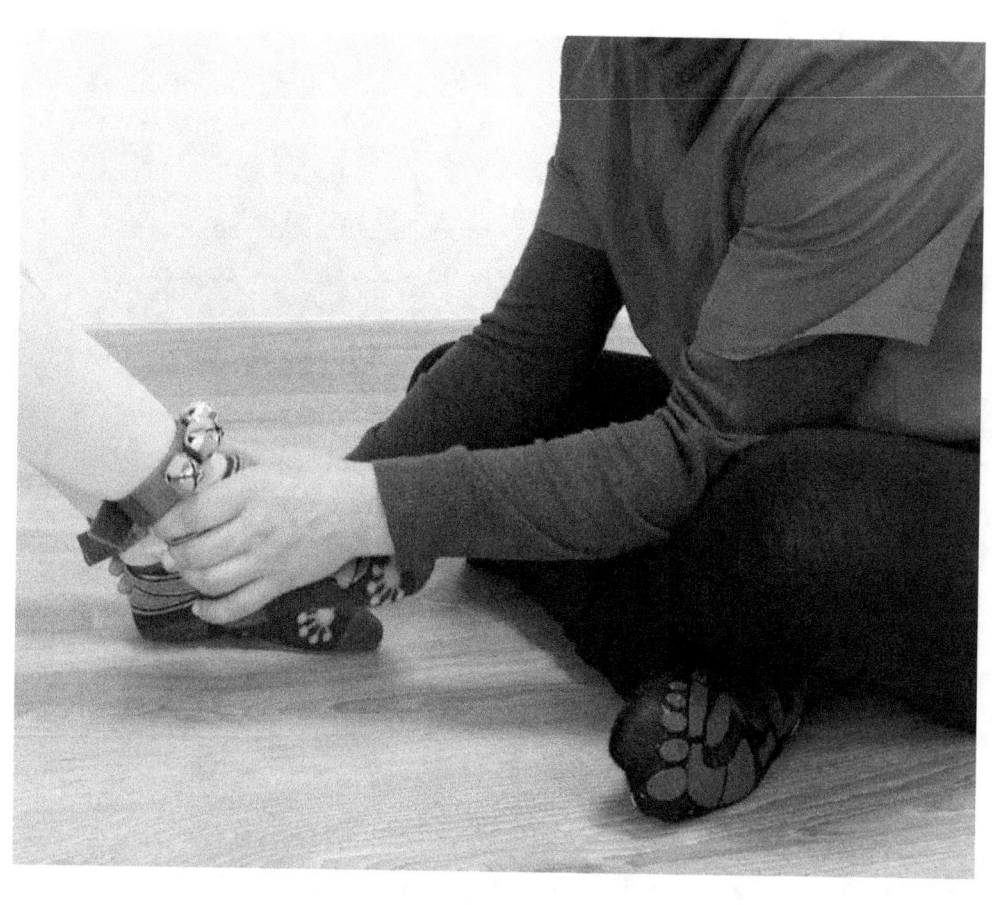

LOS PIES SE MUEVEN A RITMO

Materiales: Tobilleras o muñequeras de cascabeles.

Personas: Musicoterapeuta y niño.

Música: Producida por los cascabeles y canción rítmica cantada por la Musicoterapeuta.

La Musicoterapeuta mueve a ritmo los pies del niño movilizando desde un firme y cómodo agarre de los tobillos-gemelos.

Los pies están calzados y si los niños llevan férulas las tendrán puestas. Los apoyos estarán amortiguados por un almohadón.

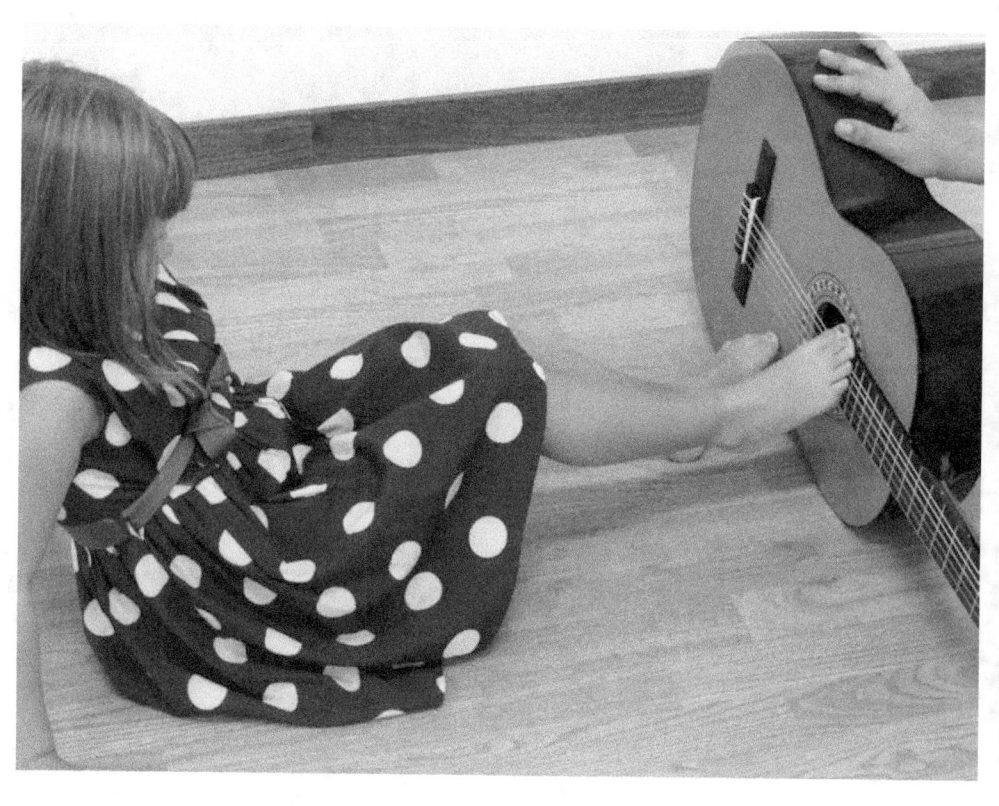

TOCO LA GUITARRA CON LOS PIES

Materiales: Guitarra.

Personas: Musicoterapeuta y niño.

Música: Producida por el movimiento de los pies del niño y la voz del Musicoterapeuta.

Se le pide al niño que toque con los pies y se adapta la canción al ritmo con el cual toca el niño. La posición del niño puede ser tumbado en el suelo de forma de mantener una retroversión pélvica.

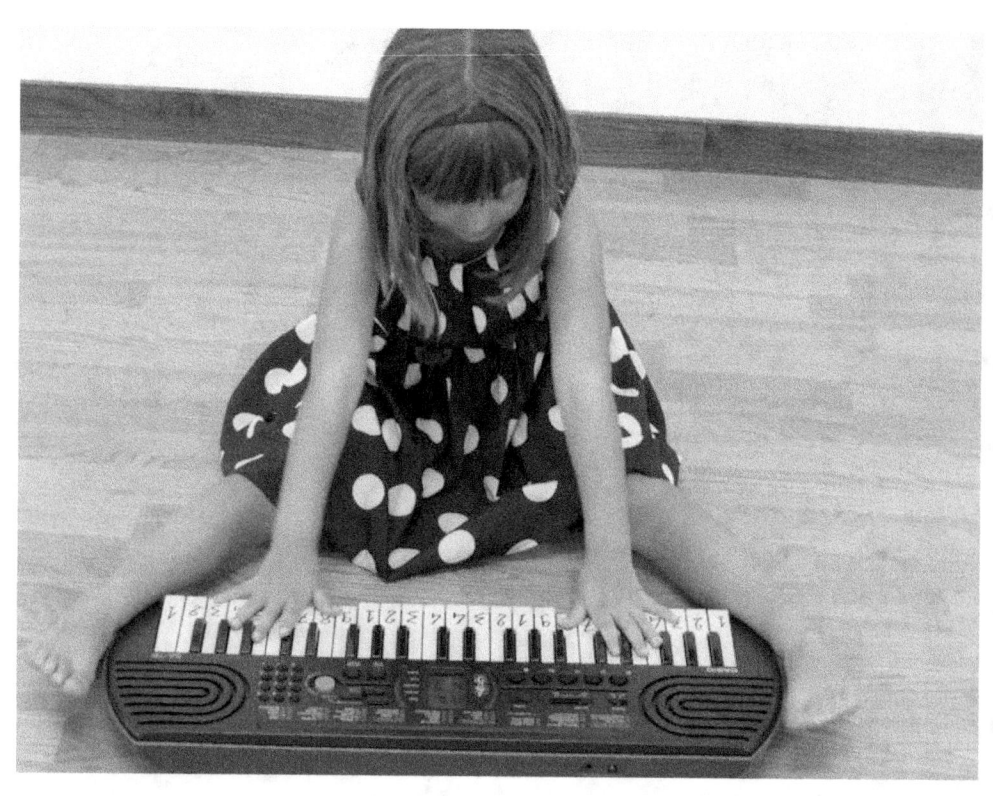

DISCRIMINACIÓN DEDOS MANOS

Materiales: Teclado.

Personas: Musicoterapeuta y niño.

Música: Producida por el instrumento y la voz de la Musico-terapeuta.

Se toca con los índices, o toda la mano, primero con los brazos en paralelo, y, después, cruzados sobre el teclado.

Se asocia un sonido vocal diferente a cada movimiento y se van alternando.

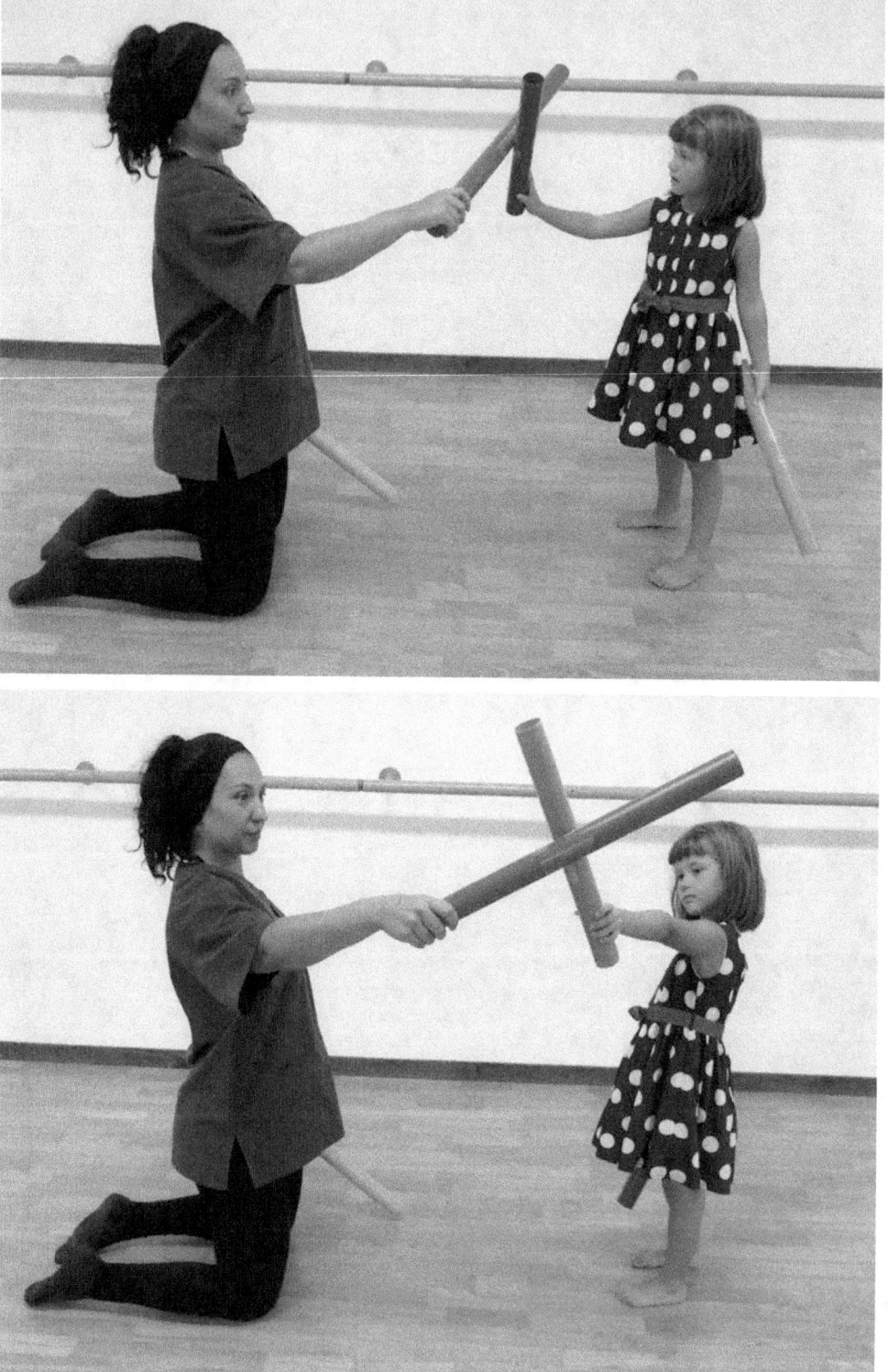

ESPADAS DE COLORES

Materiales: Tubos de percusión.

Personas: Musicoterapeuta y niño.

Música: Producida por el instrumento y la voz de la Musicoterapeuta.

Se realiza el ejercicio guiado por la Musicoterapeuta que dispone los tubos, uno por turno así como tendrá que chocarlos el niño.

Se suele empezar con el ejercicio en homolateral y después con el cruzado. si el niño confunde el pasaje de un movimiento al otro, le ayudamos recordando el color del tubo que tiene que tocar.